암을 이기는 신비의 천연항생물질

프로폴리스의
기적

암을 이기는 신비의 천연항생물질

프로폴리스의 기적

프로폴리스라이프

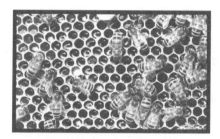

**벌집에 있다는 기적의 물질은
신의 마지막 선물인가!**

꿀벌이 만들어 내는 천연항생물질 「프로폴리스」
부작용이 없는 천연항생제인 프로폴리스는
면역력과 자연치유력을 증강시켜 건강을 유지하고
질병에 대한 저항력을 높여줍니다

산수야

암을 이기는 신비의 천연항생물질
프로폴리스의 기적

개정판 1쇄 인쇄 2020년 7월 25일
개정판 1쇄 발행 2020년 7월 30일

엮은이   프로폴리스라이프
발행인   권윤삼
발행처   산수야

등록번호   제1-1515호
주소   서울시 마포구 월드컵로 165-4
우편번호   03962
전화   02-332-9655
팩스   02-335-0674

ISBN 978-89-8097-524-2   03510
값은 뒤표지에 있습니다. 잘못된 책은 바꾸어 드립니다.

이 도서의 국립중앙도서관 출판시도서목록(CIP)은
서지정보유통지원시스템 홈페이지(http://seoji.nl.go.kr)와
국가자료공동목록시스템(http://www.nl.go.kr/kolisnet)에서 이용하실 수 있습니다.
(CIP제어번호: CIP2020029440)

머리말

    벌집에서 추출한 천연항생물질인 프로폴리스를 만난 당신은 분명 행운아입니다. 그만큼 프로폴리스는 우리가 알지 못하는 여러 가지 작용과 밝혀지지 않은 많은 성분들을 갖고 있기 때문입니다.

    이 책을 읽으면서 느끼시겠지만, 우리의 삶에 있어서 가장 중요하게 생각하는 것 중 하나가 건강하게 사는 것입니다. 그리고 삶의 질을 높이는 것입니다. 프로폴리스는 건강한 사람은 건강을 유지하도록 돕고, 질병이 있는 사람은 치료과정에서 발생하는 여러 가지 부작용들을 극복하도록 돕습니다.

    꿀벌이 만들어 내는 금세기 최후의 건강식품이라 일컬어지고 있는 프로폴리스는 전 세계적으로 활발한 연구 중에 있습니다. 특히 1990년 9월 일본에서 개최된 제50회 일본 암학회에서 '프로폴리스에서 암세포를 죽이는 성질을 가진 물질을 찾아냈다'는 발표로 업계와 학계는 물론 일반인도 많은 관심을 갖게 되었습니다. 그리고 다음해에는 위암, 간암, 폐암에 효과가 있다는 발표로 뜨거운 시선을 받게 되었습니다.

현재 우리나라는 가까운 일본이나 의약품으로 분류되어 있는 동유럽 수준으로 알려지지는 않았지만, 산학연계를 통해 꾸준한 발전을 보이고 있습니다.

그렇다면 과연 프로폴리스는 무엇일까요?

벌들은 벌집 내부의 소독과 살균작용에 프로폴리스를 사용합니다. 프로폴리스로 도포된 벌집 안은 언제나 청결하며 무균상태를 유지하게 됩니다. 그래서 프로폴리스를 천연항생물질이라 부릅니다.

프로폴리스는 몸속의 통증을 경감시켜 주는 신비의 천연항생제이며, 내복 및 외용제로 항균, 살균, 진통작용을 합니다. 프로폴리스는 유기산, 아미노산, 정유, 화분, 비타민, 미네랄 등과 복합적인 천연성분이 포함되어 있어 식물의 생명체를 응축한 것이라 할 수 있습니다.

이들 성분 중에 여러 가지 치료효과를 발휘하는 성분은

'플라보노이드'입니다. 플라보노이드는 식물의 여러 부분에 함유되어 있는 노란 색소 전체를 말하며, 현재까지 발견된 것은 500~2,000종에 달한다고 합니다.

플라보노이드는 인체에 유효한 역할을 하지만, 한 종류만으로는 그 역할을 충분히 발휘하지 못합니다. 그러나 프로폴리스에는 약 100여 종의 플라보노이드가 함유되어 있습니다. 100여 종의 플라보노이드가 서로 작용하여 간염, 간 경화, 당뇨, 알레르기성 천식, 피부세포 조직 활성화, 암의 통증 완화, 종양증식 억제, 요통, 두통, 화상, 습진, 위장강화, 기미, 불면증, 주근깨, 변비, 치질, 백혈병, 감기, 산후 악성 관절염, 무좀, 여드름, 아토피성 피부염, 피부미용, 탈모, 혈액정화와 피부병에 탁월한 효능을 발휘합니다.

이것만으로 프로폴리스를 속단하기는 이릅니다. 지금까지 밝혀진 성분들을 바탕으로 현재 프로폴리스는 분당의 ㅊ병원에서 갑상선질환의 수술에 사용하고 있다고 알려져 있습니다. 모대학 한방병원에서는 류머티즘 치료에 프로폴리스를 복용할 것을 권하는가 하면, 순천의 어느 병원에서는 자궁암 치료에 프로폴리스를 사용하고 있습니다.

우리가 여러 자료와 문헌을 통해서 알고 있는 그 이상의 것을 프로폴리스는 가지고 있습니다. 자신의 건강을 지키기 위해서는 많은 것을 알아야 합니다. 백세 시대의 건강 유지를 위해 독자들의 궁금증에 조금이나마 도움이 되었으면 하는 바람으로 이 책을 엮게 되었습니다.

　여러 가지 임상사례와 문헌 내용들을 독자들이 이해하기 쉽도록 엮어서 가까이 다가가려고 노력하였습니다. 이 책을 통하여 프로폴리스에 관하여 자세히 알고, 나아가 자신의 건강과 이웃의 건강을 지키는 지름길로 인도하고자 합니다.

차례

제 3 장 _ 전문의도 놀라는 여러 가지 효능

제 4 장 _ 프로폴리스에 대한 Q&A

제 1 장
천연항생제 프로폴리스

Propolis Miracle

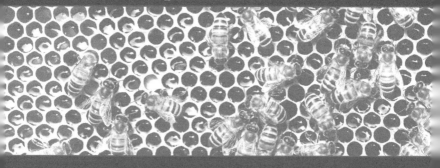

프로폴리스란 무엇인가?

프로폴리스는 꿀벌들이 자신들의 생존과 번식을 위하여 여러 가지 식물에서 채취한 수지(樹脂) 물질에 꿀벌의 타액과 효소 등을 혼합하여 만든 물질입니다. 꿀벌들은 이렇게 만들어진 프로폴리스를 봉상(蜂箱; 벌통, 벌집)의 틈이 난 곳에 발라 병균이나 바이러스 및 말벌이나 쥐 같은 외적들을 방어합니다. 그리고 일벌들이 모아온 꿀을 적절하게 숙성시키고 신선하게 보관되도록 최적의 위생상태를 유지시킵니다.

특히 여왕벌이 소방(巢房)에 산란을 할 때 일벌들은 소방을 청소하고 프로폴리스로 소독하여 산란된 알들이 안전하게 부화하고 유충들이 건강하게 자랄 수 있는 환경을 만듭니다.

프로폴리스를 인체에 활용할 경우 세포의 부활과 성장을 촉진하고, 활성산소의 제거를 통해 세포의 손상과 각종 질병을 막아주며, 면역력과 자연치유력을 증강시켜 건강을 유지하고 질병에 대한 저항력을 키워줍니다. 프로폴리스는 암, 당뇨, 염증 등 각종 질병에 대한 개별적인 효능도 뛰어나지만 무엇보다 인체의 고유한 기능과 밸런스를 정상적으로 복원하여 인체가 스스로 최적의 건강상태를 유지하고 질병에 대해 저항하며, 질병을 치유할 수 있는 능력을 키워준다는 데 더욱 큰 의미가 있습니다.

의학박사 마에다 씨는 "프로폴리스가 항균 · 항염뿐 아니라 면역력 강화, 항산화는 물론 항암, 살암(殺癌)작용까지 있다"고 발표했습니다.

이 지구상의 모든 생명체는 자신의 생명을 유지하기 위한 자체의 기능을 지니고 있습니다. 우리 인체에 침입한 세균을 물리치기 위해 백혈구가 있듯이, 식물에도 자신의 생명을 유지, 발전시키기 위하여 스스로 분비되는 물질이 있는데 이것이 수지(樹脂)입니다.

우리가 산에 올랐을 때 상처가 난 나무에서 하얀 분비물이나 송진 같은 것을 흔히 발견하게 되는데 이것이 바로 수지라는 물질입니다. 수지는 항바이러스성 천연물질로써 꿀벌들은 이것을 활용하여 해충 바이러스로부터 자신을 지키는 신비로운 지혜를 수천년 전에 이미 터득하고 있었습니다.

그렇다면 이 수지가 프로폴리스일까요? 아닙니다. 꿀벌

중에 수지만을 전문적으로 수집하는 노련한 벌이 매우 끈적끈적한 점액질의 물질을 뒷다리에 붙여 벌집으로 돌아와서는 3시간 내지 4시간에 걸쳐 떼어내서 꿀벌의 침을 섞어 씹었을 때 비로소 프로폴리스가 되는 것입니다. 이 물질을 벌집의 입구나 여왕벌이 사는 곳에 집중적으로 발라 어떠한 세균도 침입하지 못하도록 합니다.

옛 로마 병사들은 전쟁터로 출전할 때 프로폴리스를 몸에 휴대했다가 전쟁에서 입은 상처를 치료하는 데 사용해왔습니다. 창이나 칼 또는 화살로 입은 상처는 제때 치료하지 않으면 곪아 썩기 마련인데, 프로폴리스는 화농방지는 물론 천연물질의 치료제로써 약보다 빠른 조직재생 작용을 한다는 것을 엿볼 수 있습니다.

이슬람교의 경전인 코란에 "사람의 시체해부 및 소독에 프로폴리스를 사용한다"라고 기록되어 있는 것 또한 프로폴리스의 효능을 입증하고 있다고 할 수 있습니다. 기원 전 300년경 이집트에서 프로폴리스를 사용했다는 기록과 수술을 한 뒤 화농방지제로써 프로폴리스를 사용했다는 기록을 통해 볼 때, 아주 오랜 옛날 우리 인류는 프로폴리스를 사용할 줄 아는 지혜를 터득했음을 알 수 있습니다.

동양 최고의 의서인 동의보감에도 '노봉방(露蜂房)'이라는 이름으로 지금의 프로폴리스를 소개하고 있는데 "해소 천식에 노봉방을 사용하라"고 기록되어 있습니다.

서기 1,600년 잉카제국은 스페인에게 점령되었는데, 이미 프로폴리스가 화농방지 및 해열제로서 사용되고 있었습니다. 남아프리카의 보어전쟁(영국과 보어인과의 전쟁)에서는 프로폴리스에 바셀린을 섞어 100명의 병사들에게 사용했는데 '프로폴리스 바셀린'이라는 이름으로 불려져 대단한 효과를 보았다고 합니다.

이후 1세기동안 프로폴리스는 역사에서 사라졌다가 1965년 레미 쇼방이라는 프랑스의 의학박사에 의해 재발견되었습니다. 당시 유럽사회에서는 사람이 만든 항생물질은 처음에는 효력이 있다가 어느 정도 후엔 효과가 떨어진다는 것을 알게 되었습니다. 그래서 천연항생물질을 찾아야 한다는 여론에 힘입어 재발견된 것이 바로 프로폴리스입니다.

쇼방 박사는 곤충에 붙어 있는 세균을 연구하던 중, 꿀벌의 몸에는 그 어떤 박테리아도 없음을 발견하고, 그들의 거주지인 벌집에 전혀 세균이 없는 무균상태인 것에 더욱 놀라게 됩니다. 쇼방 박사의 놀라운 연구발표를 신문을 통해 알게 된 양봉가 아아가드 씨가 그 효능을 확신하게 된 것은 1976년 6월 3일이었습니다.

아아가드 씨는 인후염에도 불구하고 무리한 외출 후 인후두부 염증이 심하여 섭씨 40도의 고열에 시달렸습니다. 고열을 겪던 중 아아가드 씨는 쇼방 박사의 신문발표가 생각나서 프로폴리스로 양치질을 했더니 금방 열이 내려가고, 인후염이 좋아지는 놀라운 사실에 스스로 감탄하고 아내도 놀랐다고 합니다.

자신의 경험을 통해 프로폴리스의 위력을 알게 된 아아가드 씨는 병원과 협력하여 1만 6천명의 환자들에게 프로폴리스를 투약하여 치료효과를 확신하게 된 것입니다. 이 결과 220통의 편지를 받게 되었는데, 그 중 97%인 214통의 편지에서 다음과 같은 질병에 효과가 있음을 알게 되었습니다.

암, 요도감염, 축농증, 상처치료, 감기, 인후염, 안구염증, 귀질환, 만성두통, 구내염, 편도선염, 폐질환, 발진, 습진, 관절염, 기관지염, 위염, 장염, 궤양, 담석, 신장병, 파킨슨씨병, 경화증, 순환기장애, 쉰목소리, 사마귀, 동상 등.......

우연히 벌통에 들어가 벌떼에게 쏘여 죽은 다람쥐가, 2년 간이나 썩지도 않고 그대로 있는 것이 발견되었습니다. 무엇 때문일까요? 다람쥐가 죽었는데 2년 동안 썩지도 않고 마치 살아 있는 것처럼 남아 있었던 비밀은 도대체 무엇일까요?

이 의문에 대하여 학자들이 밝혀 낸 '다람쥐가 썩지 않은 비밀'은 벌들이 가진 특별한 물질, 바로 '프로폴리스' 때문이었습니다. 덧붙여 프로폴리스로 밀봉된 벌집은 각종 병원균과 박테리아, 바이러스 등으로부터 오염되지 않는 것은 물론 갖가지 병충해와 방사선으로부터 안전하게 보호됩니다.

실제로 만약 프로폴리스가 없다면, 하루에도 수만 마리의 벌들이 왕래하는 벌집 입구는 가장 쉽게 오염될 수 있는 장소가 될 것입니다. 그러나 입구의 통로 안쪽을 프로폴리스로 마감해둠으로써, 벌들은 입구를 통과하며 자연스럽게 소독 살균되는 효과를 얻습니다. 따라서, 벌통 하나에만 무려 10만 마리 이상의 벌들이 함께 생활함에도 불구하고 박테리아를 찾아볼 수가 없습니다.

알과 애벌레를 보호하는 데에도 프로폴리스는 사용됩니다. 프로폴리스는 벌집 속에 저장된 애벌레가 성장하는 동안 먹을 양식이 상하지 않도록 보호하는 역할도 합니다. 이처럼 프로폴리스는 벌꿀과 밀랍의 도시인 벌집을 지구상에서 가장 안전하고 깨끗한 공간으로 만들어 주고 있습니다.

프로폴리스는 벌집 내부를 외부로부터 보호합니다. 이를 위해 벌들은 수목의 생장점에서 수지를 채취하여 집으로 가지고 옵니다. 벌집 속에 있던 숙련된 벌들이 동료가 채취해 온 수지를 떼어내 씹어서 자신의 타액과 함께 만들어지는 산물이 바로 프로폴리스입니다.

벌들은 프로폴리스를 벌집 출입구에 발라, 외부로부터 바이러스나 세균의 유입을 원천적으로 막고, 벌집 내부를 균이 없는 청결한 상태로 유지하며, 특히 여왕벌이 사는 곳이나 애벌레가 자라는 곳은 집중 도포하여 세균 등으로부터 보호합니다.

프로폴리스의 어원과 역사

다음은 프로폴리스의 어원과 역사에 대하여 알아보겠습니다. 프로폴리스는 합성어로서 다음과 같이 구성되어 있습니다.

propolis = pro + polis

프로폴리스는 희랍어에서 온 말로, Pro는 '앞에(before)' 또는 '앞에서 방어하다' 라는 뜻이고, Polis는 '도시(city)' 라는 뜻입니다. 그래서 Propolis는 '도시국가를 외부의 적으로부터 수호한다' 라는 의미가 됩니다. 여기서 도시는 물론 벌집(bee hive)을 의미합니다.

인류와 꿀벌의 관계를 나타내는 가장 오래된 기록은 기원전 7,000년경 고대 이집트의 부조와 동굴벽화 속에서 찾을 수 있습니다. 벽화에는 인간이 꿀벌 둥지에서 꿀을 채취하는 장면이 그려져 있습니다. 이 시대에는 프로폴리스의 부패 방지 작용이 알려져서 '미이라' 를 만들 때 방부제로 프로폴리스가 사용되었다고 합니다.

프로폴리스의 민간요법은 지금으로부터 2,700년 전 이미 메소포타미아 지방에서 시행된 기록이 비문에 남아 있습니다. 그리고 지금으로부터 200여 년 전 히포크라테스는 상처나 궤양을 치료하는 데 프로폴리스를 이용하도록 권장했습니다.

양봉가이기도 했던 그리스의 철학자 아리스토텔레스 (BC384~322)는 그의 저서 '동물지(動物誌)'에 다음과 같이 프로폴리스에 대하여 기록하고 있습니다.

"청결한 빈 둥우리 상자를 꿀벌에게 주면, 그들은 온갖 종류의 꽃 즙액이나 버드나무, 느릅나무 등과 같이 진(樹脂)을 포함하고 있는 수목으로부터 나오는 수액(樹液)을 채취해 와서 집을 만든다. 다른 동물들의 침입을 방지하기 위하여 그러한 물질을 바닥 어느 곳이나 마구 칠한다. 양봉가들은 이것을 콘모시스(초칠; 初漆)라 부르고 있다. 꿀벌들은 집으로 사용하는 둥우리 상자 입구가 너무 넓으면 그 물질로 좁게 만든다. 새까만 밀랍(蜜蠟)의 남은 찌꺼기와 같은 그 물질은 자극적인 냄새가 나며, 타박상이나 곪은 종기 등에 잘 듣는다."

고대 로마의 장군으로 식물학자이기도 했던 프리니우스 (23~79년)는 '박물지(博物誌)'에 "체내에 들어간 가시 등도 프로폴리스로 꺼낼 수 있고, 피부가 붓거나 딱딱해진 부분도 부드럽게 하며, 신경 통증도 진정시킨다"라고 기록하고 있습니다.

1세기 초 로마의 네로 황제 시절에 디오스코리데스가 저술한 '희랍본초'에는 약용 식물학으로써 다음과 같이 프로폴리스가 소개되어 있습니다.

"황색의 끈끈한 벌꿀은 좋은 냄새가 난다. 그 향기가 스티락스와 비슷한 것을 선택하면 좋고, 그것을 과도하게 건조해도 부드러움을 간직하며, 발랐을 때는 유향과 같이 은은하다"라는 내용이 있고, 이어서 약효에 있어 프로폴리스의 응용이 써 있습니다.

"그것은 특히 따뜻하고 끈끈한 작용이 있고 가시나 열편(裂片) 등을 뺄 때도 도움이 된다. 훈증에 사용하면 기침을 멈추게 하고 바르면 태선(苔蘚)이 사라진다. 그것은 벌집의 입구 부근에서 볼 수 있으며, 그 성질은 랍(蠟)과 비슷하다."

한방의 고서 '본초강목' 등에도 밀랍의 얘기가 나와 있지만, 같은 시기(약 2천년 전의 옛날)에 동양과 서양에서 꿀벌의 산물에 약효가 있다는 것이 소개되어 있습니다. 아무튼 프로폴리스나 밀랍 등의 약효는 많은 사람에 의해 여러 가지로 쓰여져서 임상사례를 쌓아 온 것이 확실합니다.

이와 같이 프로폴리스는 기원전의 시기에서부터 유럽을 중심으로 하여 지속적으로 의료용으로 활용되고 있었음을 알 수 있습니다. 이러한 전통에 따라 유럽에서는 프로

폴리스의 항균성과 진통성 등 많은 약리작용이 인정되어
민간으로 이용되고 있습니다. 특히 동구권에서는 전통적
으로 피부종양, 사마귀, 여드름, 습진과 무좀, 궤양성 염
증, 방사선 치료 등에 적극적으로 활용되고 있고, 구소련
에서는 폐결핵환자에게 이용, 치료해 오고 있습니다.

이처럼 폭넓게 사용되던 프로폴리스는 페니실린의 발명
(1928)을 비롯한 신약의 비약적인 발전으로 잠시 위축되었
다가 의약품의 부작용이 드러나기 시작하면서부터 부작
용 없는 천연항생제로 다시 각광을 받게 되었습니다.

1960년대 이후 프로폴리스에 대한 과학적, 의학적 연구
가 세계 각국에서 본격적으로 이루어지기 시작했습니다.
그러한 연구성과가 1985년 나고야(일본)에서 개최된 제30
회 세계양봉대회에서 대대적으로 발표되면서 프로폴리스
의 존재가 새롭게 인식되는 계기를 마련했습니다.

그 후 프로폴리스에 쏟아지는 시선을 한층 더 뜨겁게 한
것은 1990년 9월에 개최된 제50회 일본 암학회에서 발표
된 '프로폴리스로부터 암세포를 죽이는 성질을 가진 물질
을 찾아냈다' 는 연구입니다.

특히 일본 후생성의 국립예방위생연구소 연구실장인 마
쯔노데쯔야 박사가 1991년 일본 암학회와 1992년 국제화

학요법학회에서 프로폴리스의 추출물이 사람의 위암, 폐암, 간암 또는 자궁암의 시험관내 배양세포에 변형을 일으켜 증식을 방지한다는 것을 보고함으로써, 프로폴리스 연구에 획기적인 전기를 마련했습니다.

현재 프로폴리스는 알콜 추출과 수용성 추출 등이 주를 이루며 캅셀, 정제 제품 등의 형태로 전 세계에서 활발하게 이용되고 있습니다. 음료, 화장품, 비누, 치약, 식품 등 프로폴리스를 기반으로 하는 다양한 응용상품이 개발·판매되고 있습니다. 프로폴리스의 제2전성기를 주도하고 있는 일본의 경우 연간 시장규모가 200억 엔에 달하고 있습니다.

일명 '러시안 페니실린'(Russian Penicillin), 또는 '천연 페니실린'(Natures Penicillin)이라 불리는 프로폴리스는 강력한 항박테리아, 항바이러스, 항곰팡이 물질을 가지고 있어 병의 예방과 치료에 효과가 있습니다. 프로폴리스는 벌이 포플러 또는 소나무과(科) 나무의 새싹 또는 나무껍질의 상처에서 수지를 채취하여 효모, 왁스, 침 등을 섞어서 만든 진한 갈색의 끈적끈적한 물질을 일컫습니다. 이

물질은 벌이 자기 집을 보호하는 다음 두 가지 목적으로 사용됩니다. 하나는 벌집의 틈새 등에 발라 보강하고 강화시키는 아교와 같은 역할이고, 두 번째는 박테리아 또는 바이러스 감염으로부터 집을 보호하는 목적이 있습니다. 여기서 말하는 벌집의 보강이란 벌집에 생기는 바람 구멍 같은 것을 막고, 내부에 빗물 등이 들어오지 못하도록 하는 내벽재 역할을 한다고 생각하면 됩니다. 또한 강력한 살균력으로 벌집 속을 무균상태로 만드는 일과 외부의 침입도 막아 줍니다.

예를 들면 벌이 벌집 속에서 죽으면 그 시체를 프로폴리스로 감싸줍니다. 그러면 시체는 부패되지 않고 벌집 내부도 프로폴리스의 살균력으로 무균상태가 됩니다. 벌집에 침입한 곤충이나 외적들은 벌침으로 죽인 뒤 프로폴리스로 감싸서 미이라화 시키는 것입니다.

고대 이집트인들이 미이라에 바른 것이 프로폴리스입니다. '고대 로마병사들의 전쟁필수품'으로 지정되어, 화살이나 가시를 뺀 자리에 발라주면 덧나지 않고 통증도 진정되어 널리 사용되었습니다.

루마니아에서는 프로폴리스 연구가 국가사업으로 활발히 연구 중에 있으며, 특히 동유럽의 헝가리, 체코 등에서도 연구가 활발합니다. 우리나라에는 1970년대에 알려진 이후 제자리걸음을 하다가 최근 들어 학계, 업계 등에서 활발한 연구가 진행되고 있습니다.

프로폴리스의 성분 및 효능

프로폴리스의 성분

프로폴리스에 어떤 물질이 함유되어 있는지는 동유럽의 꿀벌 연구가들이 오래전부터 연구했습니다. 그리고 일본의 국립예방위생연구소와 각 대학의 의학부와 연구기관에 의해 진행되었습니다.

이러한 연구 속에 자주 인용되는 것은 독일 킬대학의 하브스텐 교수가 발표한 것입니다.

50~55%   진류(방향성 발삼류) 수지

30~40%   밀납

5~10%   화분의 에스텔류, 유지, 아미노산, 유기산, 회분, 철, 구리, 망간, 아연, 피톤치드, 비타민 B복합체, 비타민 E, C, H, 프로비타민 A, 플라보노이드, 항생물질, 효소

이것은 대강의 분류에 불과합니다. 자연물질인 프로폴리스에는 참으로 많은 종류의 물질이 함유되어 있습니다. 1969년 최첨단 분석기를 사용하여 분석한 결과, 104종이나 되는 성분이 함유되어 있다는 연구도 발표되었습니다. 그 중에서도 유기물과 미네랄 성분이 풍부한 것으로 나타났습니다.

프로폴리스는 세포대사에 중요한 역할을 하는 미네랄과 비타민류, 아미노산, 지방, 유기산, 그리고 플라보노이드 등의 함유률이 높고 이런 물질들이 프로폴리스의 건강증진과 갖가지 치료작용 등의 의학적 효과의 원천이라는 연구보고도 있습니다. 또한 성분 중에는 항암작용을 가지는 테르펜류가 여러 종류 함유되어 있다고 합니다.

따라서 프로폴리스의 효과는 여러 가지 생리활성 물질이 복합적으로 서로 영향을 미치면서 발휘되고 있다고 할 수 있습니다.

프로폴리스의 효능

프로폴리스는 우리의 몸에 유익하고 광범위한 작용이 있습니다. 예를 들면 프로폴리스에 대한 이목이 집중되고 있는 항암작용이 있습니다. 항암작용은 여러 가지 작용이 복합적으로 일어나 상승효과를 나타내는 것으로 짐작하고 있습니다.

일본의 의학박사 마에다 씨는 그의 저서 '프로폴리스로 난치병을 극복하다'에서 프로폴리스는 다음과 같은 효능이 있음을 증명한 바 있습니다.

진정작용, 항균·항염증 작용, 항암·살암작용, 조직 재생작용, 면역부활작용, 활성산소 제거작용, 세포막 강화작용, 백혈구 증가작용, 항히스타민 작용, 혈관강화작용, 골석회화작용

추출 또는 정제되기 전의 원괴(原塊)형태의 프로폴리스는 수지(樹脂) 50%, 밀랍 30%, 정유 8~10%, 꽃가루 5%, 각종 유기물질 5% 등으로 구성되어 있습니다. 각종 질환을 치료하고 건강을 증진시키는 효능을 가진 세부적인 성분 중 가장 중요한 것은 플라보노이드입니다. 수천 가지의 종류가 있는 것으로 알려진 플라보노이드 중 백여 가지의 플라보노이드 성분이 프로폴리스에 함유되어 있습니다.

플라보노이드는 식물의 향기와 색소에 함유된 물질입니

다. 생체활성화에 탁월한 효능을 가진 성분으로 프로폴리스 추출액 성분의 대부분에 해당합니다. 단, 프로폴리스가 함유하고 있는 다양한 플라보노이드 성분은 꿀벌 타액 및 효소와의 결합, 독자적인 숙성과정을 거쳐 식물에 고유하게 존재하는 플라보노이드와는 상당히 다른 성격과 효능을 지녔다는 특징이 있습니다.

현재 프로폴리스의 구체적인 성분에 대해서는 확인되지 않은 물질이 많은 것으로 알려지고 있으나, 카페인산, 페네틸 에스테르(CAPE) 등 항암 및 제암효과를 가진 성분을 비롯하여 프로폴리스가 지닌 미세 성분의 구체적인 성상과 효능에 대한 연구가 지속적으로 진행되고 있습니다.

프로폴리스의 효과를 보장하는 작용

재발견되는 프로폴리스의 효능

덴마크의 아아가드 씨의 조사에 의하면 1974년까지 약 50,000명의 사람들이 암 또는 성인병을 고쳤다고 하며, 동독이나 스칸디나비아에서는 17,000명의 사람들이 프로폴리스를 이용하여 암 또는 성인병을 치료했다고 합니다.

그 중의 한 사람인 독일 브레멘의 킨디 오신 씨는 우리가 알고 있는 병원치료법을 중지하고 프로폴리스를 사용하여 암을 고쳤습니다. 그는 1969년 암 선고를 받고 입원하여 36회나 방사선 치료를 한 뒤에도 암은 고쳐지지 않았습니다. 유동식(流動食) 밖에 할 수 없었던 상태였으며 68kg이던 체중은 54kg까지 줄고 입안에는 새로운 궤양까지 생겨났습니다. 8개월 동안 치료는 계속되었으나 효과가 없어 1개월 뒤에는 수술하기로 결정되어 있었습니다. 이때 프로폴리스가 좋다는 얘기를 전해 듣고 수술예정 6일 전부터 프로폴리스를 마시기 시작했습니다. 수술당일에는 입안의 궤양 두 개가 모두 나았으며, 의사는 그 부분을 검사하고 수술할 필요가 없다는 것을 확인했습니다.

프로폴리스가 가지고 있는 효능에 대하여 현재까지 발표된 여러 나라의 연구논문과 증상별 사례보고 등을 가려뽑아 정리하면 대략 다음과 같습니다. 효능은 많은 연구가와 의사들이 실제적인 임상사례를 거듭함으로써 증명된 것들입니다.

항균 · 살균작용 효과

프로폴리스의 대표적인 효과로 항균과 살균작용을 꼽을 수 있습니다. 이는 많은 벌들이 모여 사는 벌집이 무균상태라는 점에서 알 수 있습니다. 특히 프로폴리스 연구에 관심을 가지는 부분은 항균작용입니다. 그만큼 프로폴리스의 항균성분은 탁월한 활성력이 있기 때문입니다. 상처가 곪거나 음식물이 썩는 것을 방지하는 프로폴리스는 고대에는 미이라를 만드는 데 사용되었고, 전쟁터 등에서는 군사들의 필수품으로 사용되었습니다.

지금까지 알려진 자료에 따르면 프로폴리스는 포도구균 등에 대한 증식 저해활성이 강하고 곰팡이류나 대장균 등에도 저해활성을 지니고 있다는 사실이 알려져 있습니다. 또 외국의 문헌에는 페니실린이나 스트렙토마이신 같은 항생물질의 작용을 증강하는 사례도 소개되어 있습니다. 그 밖의 연구자료에는 디프테리아균, 결핵균 등에도 항균성을 지닌 성분이 프로폴리스에 함유되어 있다고 기록되고 있습니다.

간장의 건강상태를 나타내는 GOT, GPT의 수치와 B형과 C형의 간염치료에 개선효과가 있음이 일본에서는 체험되었습니다.

특히 우리의 목숨을 위협하는 '에이즈'와 '에볼라 바이러스' 등 각종 바이러스 예방과 치료에도 프로폴리스 효과가 클 것으로 업계는 전망하고 있습니다.

프로폴리스의 뛰어난 항균성분은 여러 업계에서 주목하고 있습니다. 항균성분은 식품에 있어서 방부제 역할을 하기 때문에 식품회사를 비롯하여 화장품회사, 제과회사, 심지어 목재관련 업체까지 관심을 쏟고 있습니다.

면역 증진 효과

프로폴리스는 인체가 자체적으로 지니고 있는 면역력을 증강시켜 질병이 발생했을 때 스스로 치유할 수 있는 능력을 발휘할 수 있게 합니다. 또한 질병의 발생을 사전에 예방하여 건강한 상태를 지속적으로 유지할 수 있게 합니다.

1993년에 있었던 한 연구에 따르면 프로폴리스 추출물이 인간의 면역체계와 연관된 대형 살균소(청소세포)의 활성현상을 일으키는 것을 알 수 있습니다. 프로폴리스는 사이토카인(cytokine)을 만들어 내는 면역세포를 활성화시킵니다. 이러한 결과가 프로폴리스의 종기 방지효과를 설명해 줍니다.

한편 1988년 미국, 폴란드 합동연구팀은 예방 접종한 쥐들의 체내에서 항체형성을 도와주는 프로폴리스의 능력에 대해 연구했습니다. 프로폴리스 추출물을 투여 받은 쥐들은 항체를 생성해 내고 있는 세포들을 대조군들보다

3배나 더 많이 가진 것으로 나타났습니다.

또한 체내에서 유해한 세포를 파괴하는 NK세포(Natural Killer)들의 세포독소를 증가시키는 것을 밝혀냈습니다. 이러한 효능에 따라 최근에는 후천성 면역결핍증(AIDS)에도 프로폴리스를 적용시키려는 연구가 활발하게 진행되고 있습니다.

1998년 한 연구에 따르면 가장 대표적인 활성산소 억제 및 노화 방지제인 비타민 E와 비교했을 때 프로폴리스가 더 뚜렷한 노화방지효과를 보였습니다. 1997년에는 탁월한 노화방지효과를 지닌 'propol'이라는 물질을 프로폴리스에서 분리해내는 데 성공했고, 프로폴리스 추출물들이 간세포의 손상을 방지하고 있음을 밝혀냈습니다.

항암효과

프로폴리스의 항암효과는 관련연구들 중 최근에 밝혀진 것으로 프로폴리스의 가장 중요한 효능 중 하나입니다. 1985년 제30차 세계양봉대회에서 프로폴리스의 항암효과에 대해 발표된 이후 이와 관련된 많은 연구와 실험이 이루어져 프로폴리스의 항암효과를 과학적으로 입증하고 있습니다.

특히 세계 프로폴리스 연구와 시장을 주도하고 있는 일본의 경우 프로폴리스로 암을 치료한 임상 사례가 지속적으로 발표되고 있으며, 기존의 항암치료 효과를 높이고 부작용을 감소시키는 효능도 탁월한 것으로 밝혀지고 있습니다.

프로폴리스의 항암효과에 대한 연구들은 프로폴리스가 활성산소를 제거하고 인체의 면역력을 증가시킴으로써 암이 발병할 수 있는 인자를 원천적으로 제거한다는 차원 외에도 구체적으로 암세포의 성장을 억제하고 사멸시키는 성분을 다량 함유하고 있음을 밝혀주고 있습니다.

현재까지 프로폴리스가 함유하고 있는 것으로 밝혀진 항암 및 제암성분은 케르세틴(quercetin), 카페인산(caffeic acid), 클레로단 디터펜도이드(clerodanne diterpendoid), 아테필린 C(Artepillin C) 등입니다. 이들 성분은 동물을 대상으로 한 연구에서 매우 뚜렷한 항암 및 제암효과를 나타내고 있습니다.

특히 프로폴리스는 항암효과와 맞먹는 부작용을 수반하는 기존의 항암제와는 달리 건강한 세포에는 작용하지 않고 암세포에만 효능을 나타냄으로써 부작용이 전혀 없는 것이 특징입니다.

또한 이들 성분들이 암세포에 대해 개별적으로 작용하여 효과를 나타내는 것과 함께 프로폴리스가 가진 모든 성분들이 종합적으로 효능을 발휘하여 인체가 스스로 보유하고 있는 항암기능인 NK세포(Natural Killer) 기능을 활성화시키고 암에 대한 면역력을 강화하여 치료효과를 높이는 점이 더욱 중요한 것으로 평가되고 있습니다.

프로폴리스는 항암치료와 함께 병용할 경우 치료 및 회복 속도가 빨라지고, 탈모, 구내염, 혈소판 파괴 등 항암치료의 부작용이 현저하게 줄어들게 하는 효과도 있다고 합니다.

항박테리아 및 바이러스

일반감기와 인플루엔자와 같이 박테리아와 바이러스 감염으로 인한 증상은 현대의학에서는 마땅한 치료제가 없는 분야입니다. 그러나 프로폴리스는 이 부분에 대해서도 탁월한 효능을 발휘합니다.

인플루엔자를 감염시킨 쥐들을 대상으로 한 실험에서 아무런 치료를 받지 않은 쥐들이 5일 이내에 죽은 반면, 감염 이전에 프로폴리스 추출물을 구강 복용한 쥐들은 40%의 생존율을 보여주었고, 주사로 투여 받은 쥐들은

60%의 생존율을 나타냈습니다. 불가리아 연구가들은 프로폴리스의 이러한 방어효과가 대식세포 활동의 활성화에 기인한다고 보고 있습니다.

위궤양과 위염에 대한 효과

위궤양의 원인균은 헬리코박터 파이로리균으로 프로폴리스는 이 균의 증식을 억제시킵니다. 러시아와 오스트리아에서는 프로폴리스가 대표적인 위궤양 치료제로 사용되고 있고, 기타 구강궤양, 소화궤양, 궤양성 대장염에도 큰 효과가 있다고 알려져 있습니다.

우리나라에서도 2002년 4월 한·일 자연의학 심포지엄에서 강원대 동물자원과학대 권명상 교수는 프로폴리스가 위염과 위암 유발인자로 잘 알려진 헬리코박터 파이로리균을 억제한다는 연구논문을 발표했습니다.

진통효과

프로폴리스는 다른 말로 '천연 아스피린'이라고 불립니다. 두통뿐만 아니라 개복수술 후의 통증 등이 가벼워진다고 합니다. 말벌에 쏘였을 때 프로폴리스를 바르면 통증이 없어지는 등 여러 가지 원인으로 생기는 통증을 가라앉히는 효과가 프로폴리스에 있습니다.

프로폴리스의 몇 가지 구성성분을 토끼의 각막으로 실험해 보았을 때, 몇몇 연구에서 코카인(cocaine)보다 3배, 프로세인(procaine)보다 52배나 강력한 진통효과를 나타냈습니다. 이러한 진통효과는 프로폴리스의 구성 성분 중 pinocembrin, pinostrobin, caffeic acid ester 등에 의해 나타납니다.

이러한 진통효과는 프로폴리스가 왜 여러 세대 동안 구강 및 인후염 등 목의 상처 치료제로 사용되었는지 말해줍니다. 유럽에서는 프로폴리스를 이용한 치과 진통 연고에 특허를 획득하였습니다.

화학적으로 합성된 진통제에는 부작용, 또는 내성이 생기는 문제가 있습니다. 그렇기 때문에 지속적으로 사용할 경우에는 점점 효과가 적어져서 사용량이 많아지고, 이에 따른 부작용이 심해지는 경우가 많습니다. 그러나 천연물질인 프로폴리스에는 그런 악순환이 없다는 것이 커다란 특징입니다.

혈압 · 혈관강화 및 혈당유지 효과

1988년 외국의 쥐 실험에서 농축된 프로폴리스 추출물은 혈압을 낮추고 진정시키는 효과뿐 아니라 혈액의 포도 당 수치를 유지시키는 작용을 보여주었습니다. 고혈압과 뇌혈관 장애, 심질환의 근본적인 원인에는 동맥경화가 있 습니다. 지금까지 동맥경화는 콜레스테롤 등의 지방질이 동맥 내부세포 벽에 부착됨으로써 생긴다고 알려져 있었 습니다. 그러나 최근의 연구에서 동맥경화를 일으키는 근 본원인은 바로 산화력이 강한 산소분자인 활성산소에 있 다는 것을 알게 되었습니다.

프로폴리스는 황산화작용에 의하여 활성산소에 대항하 며, 동맥경화가 악화되는 것을 억제함과 동시에, 세포활 성화 작용에 의하여 혈관자체를 부드럽고 튼튼하게 해줍 니다. 프로폴리스에 함유되어 있는 플라보노이드는 모세 혈관을 강화하고, 혈액흐름에서 고지방혈증을 억제하는 효과를 나타낸다고 합니다.

프로폴리스에 있는 ATP 에네르기 물질이 필요 이상의 당분을 섭취하는 것을 억제합니다. 이는 인슐린을 분비하 는 췌장의 부담을 경감시킵니다. 프로폴리스가 지닌 활성 산소 제거 능력은 당뇨병의 진행을 억제시키고 간장의 보 호효과를 높인다고 알려져 있습니다.

심장혈관 효과

실험쥐에 인공적으로 심장 질병을 유발한 후 이에 대한 프로폴리스의 효과실험이 실시되었습니다. 이때, 강산화성 스트레스로 인한 심장문제를 유발하는 화학물질이 사용되었습니다. 심장근육 해부는 물론, 여러 가지 다양한 방법의 생화학적 측정이 실시되었습니다. 프로폴리스의 효과는 심장보호 플라보노이드인 루틴에 견줄만 했습니다. 이 연구에서는 프로폴리스가 심장을 강산화성 스트레스로부터 보호한다는 것을 알 수 있습니다.

치아 보호효과

프로폴리스의 항균효과, 염증방지 효과, 국소마취와 궤양방지 효과들은 모두 구강위생에 적용할 수 있는 효능들입니다. 따라서 프로폴리스가 활성화되어 있는 동유럽과 일본에서는 프로폴리스를 함유한 치약이 널리 사용되고 있습니다. 최근 미국과 뉴질랜드, 호주에서도 프로폴리스 구강제품들이 대량 출시되고 있습니다. 치약과 구강청결제, 사탕, 껌 등 그 응용범위도 날로 증가하고 있으며, 우리나라에서도 다양한 제품들이 개발되고 있습니다.

여러 천연산물들이 만성 구강염의 치료에 응용되었던

루마니아에서는 프로폴리스가 치주염과 구강점막염증에 유용할 뿐만 아니라, 상처를 방지해 주는 효과가 탁월한 것으로 밝혀졌다고 합니다.

암과 프로폴리스

암세포를 죽이는 성분이 프로폴리스에 들어 있다는 사실이 실험을 통해 입증되었습니다. 특히 주목해야 할 사실은 세포가 분열되고 증식할 때에만 그 성분이 작용한다는 것입니다. 이것은 활발한 증식을 되풀이하는 암세포에 대해서만 반응하고, 정상적인 세포에는 반응하지 않는다는 것을 보여주고 있습니다.

암 치료법으로 면역요법이 있습니다. 면역요법은 사람이 원래 지니고 있던 면역력을 높이고 환자 자신의 저항력으로 암과 싸우게 하는 것입니다.

암세포 또는 바이러스에 감염된 세포는 혈관을 통하여 보통 12시간~24시간 조직 속을 떠돌며 살아 있다가 피브리나라는 막으로 둘러싸이게 됩니다. 그 시간 안에 프로폴리스 효소가 암세포를 제압하고 피톤치드, 플라보노이드 성분이 살암작용을 하는 것입니다.

따라서 치료를 위해서는 세포가 암세포화되기 전에 효소로 피브리나라는 막을 분해시켜야 합니다. 이 같은 사실은 동물실험을 통해서도 증명되었습니다. 프로폴리스 성분을 사용했을 경우 새로운 전이도 없었고, 오래된 종양도 소멸하는 것을 확인할 수 있었다고 합니다. 그래서 프로폴리스가 암치료에 효과가 있다는 것이 연구를 통하여 알려진 것입니다.

항암제의 부작용을 경감시키는 프로폴리스

항암제는 우리 몸에 강력한 작용을 하는 약이기 때문에 암세포뿐만 아니라 정상 세포까지 영향을 준다고 알려져 있습니다. 특히 항암제를 사용하는 화학요법에서는 여러 가지 약을 같이 사용하기 때문에 서로 다른 성분의 항암제가 상승작용을 일으킵니다. 그러나 프로폴리스는 정상 세포에는 관여하지 않는다는 임상결과를 발표한 바 있습니다.

항암제와 병용하여 프로폴리스를 먹었더니 부작용이 가벼워졌다는 체험담이 많습니다. 이는 항암제로 인한 여러 가지 부작용들이 프로폴리스가 가지고 있는 진통작용과

세포활성화작용, 조혈작용, 그리고 다양한 작용이 종합적으로 일어나 몸 상태를 개선시켰다고 봐야 할 것입니다.

우리가 알고 있는 암치료는 치료를 감당하기 위한 체력이 무엇보다 중요합니다. 그러나 계속되는 치료로 우리의 인체는 면역력이 떨어지고, 그로 인해 치료가 중단되는 경우가 많습니다. 그러나 프로폴리스를 병용하면 항암제의 부작용을 경감시키고, 면역력을 증가시켜서 치료에 효과를 더해준다고 합니다. 화학요법과 병용할 수 있는 천연항생물질의 위력을 다시 한번 실감케 하는 중요한 임상 사례가 많음을 꼭 기억하십시오.

당뇨병과 프로폴리스

췌장의 베타세포는 인슐린을 분비하는 기능을 합니다. 그런데 바이러스가 염증을 일으켜 베타세포가 파괴되고 인슐린의 생산저하를 초래하여 당뇨병이 되는 것입니다.

프로폴리스에 있는 ATP 에네르기 물질이 필요 이상의 당분을 섭취하는 것을 억제하고, 따라서 인슐린을 분비하는 췌장의 부담을 경감시킵니다. 또한 프로폴리스가 지닌 활성산소 제거능력은 당뇨병의 진행을 억제시키고 간장의 보호효과를 높인다고 알려져 있습니다. 따라서 프로폴리스를 복용하면 바이러스의 활동이 제한을 받고, 인슐린의 생산기능이 회복되어 당뇨병이 낫게 되는 것입니다.

당뇨 합병증 환자들에게 프로폴리스를 마시게 한 결과 단기간에 좋아졌고, 대부분의 사람들은 완치되었습니다. 어떤 당뇨병 환자는 병상에서 일어날 수 없는 상태였지만 프로폴리스를 하루에 1그램씩 4~5일 복용시켰더니 병상에서 일어나 주위를 놀라게 한 사례도 있습니다.

프로폴리스 복용방법

프로폴리스는 인간이 만든 물질이 아니라 천연물질이기 때문에 많이 복용해도 해가 없으나, 대개 다음과 같은 기준으로 사용하면 됩니다. 기본적으로 사람 체중 5kg에 대하여 프로폴리스 1방울(캡셀 1정)이 표준으로 되어 있습니다. 어린이에게 복용시킬 경우에는 어른 분량의 반 정도가 적당합니다. 처음에는 조금씩 시작해서 정도를 살펴가며 증가합니다. 호전반응이 나타나면 증상을 살피면서 양을 조금 줄이거나, 며칠 쉬었다가 다시 계속하는 것이 좋습니다.

◆사용량의 대략적 기준◆

구분	건강관리용	질환이 있는 분	중병(암, 당뇨, 고혈압 등)
아침	3방울 내외(2~3캅셀)	10~20방울(5~7캅셀)	30방울 이상(10~15캅셀)
점심		10~20방울(5~7캅셀)	30방울 이상(10~15캅셀)
저녁	3방울 내외(2~3캅셀)	10~20방울(5~7캅셀)	30방울 이상(10~15캅셀)
취침전			30방울 이상(10~15캅셀)

　액상제품일 경우에는 반 컵 정도의 물(온수나 냉수)에 위와 같은 횟수로 떨어뜨린 다음, 잘 섞어서 마시면 됩니다. 시간이 없는 경우나 하절기에는 하루나 이틀 분량을, 동절기에는 3~4일 분량을 타서 냉장고(천연살균, 항생물질이므로 반드시 냉장보관해야 할 필요성은 없습니다)에 보관했다가 드실 때 흔들어 마시면 됩니다.

　또한 현대인의 선호도에 맞게 정제타입으로 된 것은 그 편리함으로 인해 인기가 있다고 합니다. 위의 표에 기재된 양은 편의에 따른 것일 뿐, 절대치가 아닙니다. 따라서 평소보다 많이 마신다고 해서 부작용이 있는 것은 아니니 걱정할 필요는 없습니다.

　일본의 한 연구가에 의하면 프로폴리스는 먹을 수 있는 만큼 많이 먹을수록 효과는 크다고 합니다(암환자의 경우 1회

분량으로 80방울도 섭취합니다). 그리고 가능하다면 공복(반드시 공복일 필요는 없습니다)에 순수한 프로폴리스만을 마실 것을 당부하고 있습니다. 프로폴리스를 우유나 쥬스 등에 타서 마시는 것보다 가능하다면 깨끗한 물에 타서 먹는 것이 더욱 효과적이라는 임상사례를 발표한 적이 있기 때문입니다. 그러나 처음 접하거나 적응을 위해서라면 모든 방법을 동원하는 것도 괜찮습니다.

프로폴리스를 처음 접했을 때 위염환자의 경우 헐은 위벽에 강력한 항생물질이 들어가면 자극이 되어 배가 아픈 증세로 나타날 수도 있습니다. 이는 일시적이며 차츰 경과가 좋아져서 나중에는 그 증세가 없어짐과 동시에 위염이 치료됨을 느낄 수 있습니다.

프로폴리스의 원산지

꿀벌은 지구상에서 남·북위 20도에서 40도 사이의 모든 지역에서 서식하고 있으며, 꿀벌이 서식하는 지역에서 프로폴리스가 생산되고 있습니다. 프로폴리스의 조성과 성분 및 효능은 지역적으로 약간의 차이가 있다고 알려져 있습니다.

브라질의 아마존지역에서 채취되는 프로폴리스는 조성과 성분, 그리고 효능에 있어서 다른 지역의 프로폴리스와는 확연한 차이를 보이고 있습니다. 아마 아마존이라는 밀림의 악조건 속에서 살아남기 위한 벌의 투쟁에서 생긴 결과가 아닐까 합니다.

　브라질산 프로폴리스는 암, 고혈압, 당뇨병 등의 특정 질환에 대해 매우 탁월하고 신속한 효과를 나타내고 있어 다른 지역의 프로폴리스에 비해 고가로 판매되고 있습니다. 현재 브라질산 프로폴리스의 대부분이 일본으로 수출되고 있고, 일본에서 뛰어난 효능이 있다고 인정받고 있는 제품들은 대부분 브라질산 프로폴리스를 원료로 하고 있습니다.

　브라질산 프로폴리스가 기타 다른 지역의 프로폴리스와 다른 조성·효능을 가지고 있는 이유에 대해서는 여러 가지 의견이 있으나 기본적으로 아마존 지역의 기후적 특성(밀림지역이므로 그곳에서 생활하는 동·식물들이 생존하기 위한 자연환경이 열악함)과 프로폴리스 채취 수종(樹種)의 특이성, 그리고 꿀벌의 활동력 및 나무의 수액과 결합하는 꿀벌 효소의 차이로 추정하고 있습니다. 브라질산 프로폴리스는 그러한 점에서 수천년 동안 존재했던 기존의 프로폴리스와는 달리 극히 최근부터 생산되고 그 효능이 발견된 신종 프로폴리스라고 할 수 있습니다.

브라질산 프로폴리스가 생산되는 아마존 지역은 꿀벌이 서식할 수 있는 지정학적 위치에도 불구하고 특유의 극악한 자연환경 때문에 브라질에 정착한 유럽 이주민들이 도입해 온 유럽종 꿀벌들이 적응하지 못하는 지역이었습니다. 이에 브라질의 양봉인들은 자체적인 연구를 통하여 1956년 험악한 자연환경에 잘 적응하는 아프리카킬러벌 (African Killer Bee)과 기존의 유럽종 꿀벌을 교배하여 아프리카화벌(Africanized Bee)을 탄생시켜 아마존 지역에서 양봉을 시작했습니다.

아프리카화벌은 다른 종의 벌과는 비교할 수 없는 왕성한 활동력으로 아마존의 험한 환경을 극복하고 벌꿀을 채취합니다. 1980년대 이후 이들이 꿀벌과 함께 유칼리나무에서 채취하는 프로폴리스가 기존의 프로폴리스와는 전혀 다른 성분 조성과 효능을 가지고 있다는 사실이 일본인들에 의해 밝혀졌습니다. 이것은 프로폴리스의 중흥기를 맞게 하는 계기가 되었습니다.

유칼리나무는 호주가 원산지로 소염작용과 방부성이 뛰어난 플라보노이드 성분을 함유하고 있습니다. 아마존 지역의 유칼리나무 서식지는 일본 국토의 2.5배에 해당하는 광활한 지역입니다. 원산지인 호주와는 다른 약초의 보고라고 알려진 아마존 지역의 특성을 지니고 있는 독특한 유칼리나무가 서식하고 있습니다.

따라서 브라질산 프로폴리스는 아마존지역의 기후적, 생태적 특이성, 유칼리나무의 독특한 플라보노이드, 아프리카화벌이라는 신종봉(新種蜂)의 활동력과 효소가 결합된 특이한 프로폴리스라고 할 수 있습니다.

일본 다미가와대학(玉川大學)이 세계 각국의 프로폴리스 원료를 비교 분석한 결과에 따르면 플라보노이드 성분은 한국, 일본, 중국을 비롯한 아시아지역의 프로폴리스가 가장 많이 함유하고 있고, 항암 및 제암효능을 발휘하는 성분은 브라질산 프로폴리스가 다량 함유하고 있는 것으로 밝혀졌습니다. 그러나 전반적으로는 브라질산 프로폴리스가 효능이 뛰어난 것으로 알려지고 있습니다.

국내산 프로폴리스가 생산되는 곳은 전국에 산재해 있으며, 특히 벌의 먹이가 풍부한 곳에서 많이 생산되고 있습니다. 세계적인 프로폴리스 연구가들과 국내 연구가들에 의해 밝혀진 바에 의하면 국내산 프로폴리스가 외국산보다 플라보노이드 성분이 풍부하다고 알려져 있습니다. 이제 우리는 이런 성분들이 구체적으로 어떤 역할을 하는지 연구해야 할 것입니다.

프로폴리스 추출법과 종류

프로폴리스 원괴(原塊)는 밀랍이 절반 이상 함유된 끈적끈적한 수지상(樹枝狀)의 물질로 직접 사람이 음용할 수 없습니다. 따라서 밀랍과 불필요한 성분을 제거하고 인체에 유효한 성분을 추출하여 사용합니다. 추출방법은 여러 가지가 있지만 에탄올 추출법이 가장 보편적으로 사용되고 있습니다.

프로폴리스는 한 벌통에서 120~300g 정도 채취할 수 있어 극히 소량만 생산됩니다. 따라서 요즈음에는 프로폴리스에 함유된 성분물질을 보다 경제적이고 효과적으로 추출하려는 목적으로 여러 가지 추출방법들이 등장하고 있습니다.

알콜(에탄올) 추출법

가장 일반적으로 알려져 있는 방법은 알콜 추출법입니다. 알콜 추출시에 사용되는 에탄올은 순도 높은 '에탄올 알콜(식용)'로, 맥주와 정종, 소주, 위스키 등 '알콜 음료'의 제조에 사용되는 것 외에, 의약품으로도 폭넓게 사용되고 있습니다.

프로폴리스의 성분을 추출하기 위해 알콜을 사용하는 이유는 프로폴리스의 가장 중요한 유효성분 중 하나인 플라보노이드를 용이하게 추출하기 위해서입니다.

알콜 추출법은 프로폴리스 원괴(原塊)의 2배에 해당하는 순도 70~80%의 에탄올에 원괴를 넣고 매일 1회 교반(攪拌)하면서 6개월에서 1년 정도 숙성시켜 추출하는 방법입니다.

알콜 추출시 원괴를 넣고 용해해서 추출하면 밑에 프로폴리스가 남는데 이때의 추출물을 1차 추출물이라고 합니다. 값을 저렴하게 하려고 이것을 여러 번 추출하는 경우도 있는데 이렇게 할수록 유효성분은 줄어들게 됩니다. 프로폴리스는 플라보노이드 성분을 많이 함유할수록 좋은 것인데, 이를 확인하는 간단한 방법은 분광측광기(spectrophotometer)를 이용해 함유량을 검사하는 것입니다.

알콜 추출법을 이용할 때는 많은 연구결과에서 80%의 에탄올(에탄올 80%, 증류수 20%)로 추출할 경우가 가장 좋은 것으로 나타났습니다.

물 추출법

왁스를 제거한 프로폴리스 원괴를 잘게 해서 미세한 분말형태로 만든 다음, 물을 가열해 약 45~50℃를 유지한 후 2시간 정도 추출하는 방법입니다. 추출액을 원심분리하여 상등액과 침전물로 나누고, 상등액을 여과지로 거른 후 증류수로 3~4일 투석하고 그 상태를 동결·건조함으로써 완성합니다.

왁스를 제거한 프로폴리스를 잘게 분쇄한 뒤에 물에 절이고, 그 추출액을 동결·건조하는 방식입니다. 따라서 냄새가 자극적이지 않고, 흡수효율이 높은 장점이 있습니다.

미셀화 추출법

최근에 주목받고 있는 추출법 중에 하나입니다. 이것은 에탄올 대용으로 식용글리세린을 사용하여 추출하는 방법입니다. 에탄올 추출법과 비교했을 때 냄새가 좋고, 마시기 쉽다는 것이 특징입니다.

미셀이란 어떤 종류의 분자나 이온이 용액 중에서 만드는 독특한 집합상태를 말합니다. 예를 들면, 우유 속에 지방이 균일하게 분산되어 있는 것은 유화제가 되는 천연계 면활성물질이 지방의 미립자 주변을 둘러싸서 물과 융화되도록 하기 때문입니다.

미셀을 만드는 글리세린을 사용하며, 프로폴리스 중에 포함되어 있는 유성성분을 미셀상의 안쪽에, 수성성분을 바깥쪽에 수용하는 방식으로 추출합니다.

초임계 추출법

초임계 상태의 액상 이산화탄소를 사용한 추출법을 말합니다. 공기산화에 의한 착색이나 산화에 의한 부패의 염려가 없으며, 향기 성분도 추출할 수 있습니다. 수지, 방향유, 왁스, 정유로 되어 있는 프로폴리스 성분에는 알콜에 녹는 것과 물에 녹는 것, 그 어느 것에도 녹지 않는 것 등 여러 가지가 있습니다.

초임계 추출법은 액체로 된 이산화탄소에 프로폴리스의 원괴 덩어리를 넣어 용해시키고 난 후, 일정 시간이 지나면 압력을 원상태로 되돌려 이산화탄소를 가스화시키는 방법입니다. 이산화탄소가 휘발한 후에 용해된 프로폴리스의 유효성분이 남게 되는 원리입니다.

프로폴리스 엑기스 추출법의 세계적인 추세는 에탄올로 추출하는 것이 아직까지는 주된 방법입니다. 이 방법의 장점은 추출된 액기스분의 범위와 비율이 매우 좋다는 것입니다.

그러나 각각의 방법으로 추출된 프로폴리스의 효과에 대해서는 마시기 쉬운 것에는 주요한 성분이 감소한다는 의견과 흡수율이 높다는 의견 등 여러 가지가 있습니다.

여러 방법을 이용한 추출물을 자외선을 차단하는 용기에 담아, 물, 꿀, 쥬스 등에 섞어 마시거나, 환부에 직접 바르게 됩니다. 추출물을 바로 복용할 경우 물에 타서 먹어야 하는 불편함, 컵에 프로폴리스의 수지(樹脂)가 묻어 잘 지워지지 않거나 프로폴리스의 독특한 향취(香臭)에 거부감을 느끼는 경우가 많아서 최근에는 정제(錠劑), 캅셀, 분말 등으로 가공한 제품들이 개발되고 있습니다.

질 좋은 프로폴리스의 맛

프로폴리스의 질은 아주 조금만 맛보아도 어느 정도는

알 수 있습니다. 질 높은 제품을 입에 넣으면, 처음에는 혀 끝에 짜릿한 자극이 느껴집니다. 그리고 이런 자극은 순간적으로 혀끝을 저리게 하고, 곧 없어져 상쾌한 맛으로 변합니다. 이것이 액상 프로폴리스가 가지는 본래의 맛이라는 것을 기억하기 바랍니다.

그런데 불순물이 함유되어 있는 프로폴리스는 그렇지 않습니다. 질 낮은 프로폴리스는 우선 눈으로 보아도 탁도가 느껴져 느낌이 다릅니다. 냉수나 온수에 타면 투명감에 현저한 차이가 납니다. 진이 지나치게 많다든지, 미세한 가루 같은 불순물이 가라앉는 것도 있습니다. 또한 성분이 분리되어 좀처럼 희석되지 않는 것도 있습니다.

눈으로 확인할 수 있는 또 하나의 방법은 유리병에 담겨져 있는 프로폴리스의 색깔입니다. 질이 높은 프로폴리스는 약간 노란색이 띤 갈색계열입니다. 플라보노이드가 노란색을 띠기 때문에 쉽게 알 수 있는 사실입니다.

프로폴리스는 세포의 부활과 성장을 촉진하고, 활성산소의 제거를 통해 세포의 손상과 각종 질병의 발병을 막아주며, 면역력과 자연치유력을 증강시켜 건강을 유지하고 질병에 대한 저항력을 높여줍니다.

제 2 장
21세기에 더욱 각광받는
프로폴리스

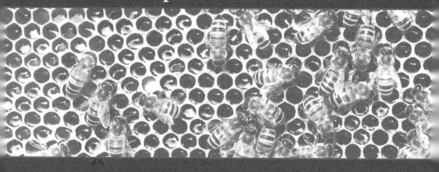

Propolis Miracle

우리나라 연구진에 의해 밝혀진 여러 가지 효능

방사선 암치료 후유증 크게 줄었다
(한국원자력연구소 조성기 박사)

우리나라 연구진에 의해 프로폴리스가 암환자의 방사선 치료 후유증을 크게 줄인다는 연구결과가 발표되어 시선을 집중시키고 있습니다.

한국원자력연구소 조성기 박사(방사선 생명공학팀장)는 2002년 4월 25일 건국대 식품개발연구소와 서울기능식품이 공동 주최한 한·일 자연의학 심포지엄에서 방사선을 쪼인 실험용 쥐에 프로폴리스를 투입한 결과, 방사선에 의한 세포 DNA손상은 감소한 반면 혈액을 생산하는 조혈기능과 면역기능이 크게 향상되었다고 밝혔습니다.

암환자가 방사선 치료를 받을 때 가장 많이 나타나는 부작용은 정상적인 세포손상과 면역 및 조혈기능 저하입니다.

이번 연구에서 프로폴리스를 투입한 후 쥐의 혈액 내 DNA 절단여부를 측정한 결과 DNA손상은 47% 억제되고, 조혈기능은 1백11% 회복시킨 것으로 나타났습니다.

특히 프로폴리스와 복합제를 사용할 경우 면역세포인 T 세포와 NK세포가 각각 1백52%, 73∼1백13% 증가하는 효과를 보였습니다.

이번 연구발표에서 조 박사는 방사선 치료의 후유증이 암치료를 계속할 지 여부를 결정짓는 중요한 관건이기 때문에 프로폴리스의 조혈 및 면역기능 보호효능은 매우 중요하다고 밝혔습니다.

위염과 위암 유발인자 헬리코박터균을 억제한다 (강원대 권명상 교수)

프로폴리스의 효과 중 위에 관한 연구가 국내 연구진에 의해 처음으로 밝혀졌습니다. 프로폴리스가 위염의 원인인 헬리코박터 파이로리균을 억제한다는 발표로 현대인에게 널리 자리잡고 있는 질병을 다루어서 관심을 끌었습니다.

강원대 동물자원과학대 권명상 교수는 2002년 한 · 일 자연의학 심포지엄에서 프로폴리스가 위염과 위암 유발인자로 잘 알려진 헬리코박터 파이로리균을 억제한다는 논문을 발표했습니다.

박사는 헬리코박터균에 프로폴리스를 접촉시킨 결과,

세균증식을 도와주는 유리아제 생성을 30% 이상 억제했다는 것입니다. 그리고 이 연구에서 그는 프로폴리스의 주요성분인 플라보노이드가 헬리코박터균을 제거하는 항생물질 역할을 한다는 결론을 얻었다고 밝혔습니다.

외국은 의약품,
국내는 건강보조식품인 프로폴리스

프로폴리스는 여러 가지 증상이나 병에 유효하게 사용되어져 전문의도 놀랄 정도의 효과가 있습니다. 지금까지의 체험에서도 그 유효성이 많다고 이야기했습니다. 또한 외국의 체험사례나 의약품으로써 제조·판매되어 많은 사람들이 이용하고 있다는 예도 소개했습니다.

프로폴리스가 놀라운 효능이 있음에도 불구하고 왜 약용이 아닌가 하는 의문이 생기는 것은 어쩌면 당연한 결과인지 모릅니다. 중국에서 시작한 한방치료법은 2천 년의 역사를 가지고 있으며 우리나라에서도 오래전부터 한방연구가 진행되어 왔습니다. 그러나 프로폴리스가 주목을 받게 된 것은 수년에 불과해 역사는 짧지만 체험사례가 많고, 더욱이 '외국에서는 의약품으로 취급되고 있으나 우리나라에서는 약품으로 인가되지 않은 것은 어떤 이유일까 라는 의문이 생길 것입니다.

우리가 알고 있듯이 양약은 약효가 있는 반면 부작용도 있어서 그 점을 확인하고 안정성을 충분히 고려하지 않으면 안됩니다. 그밖에 투여량, 투여방법, 부작용 예측, 알레르기성 유무, 안정성 조사, 동물실험, 임상실험 등을 포함해서 다각적인 검토를 하지 않으면 안되기 때문에 막대한 자금, 인력, 그에 따른 상당한 기간이 필요합니다.

그러므로 한 종의 약품으로 인가 받기 위해서는 필요한 자료를 갖추어야 하는데, 개인으로서는 무척 힘든 일입니다. 우리나라 양봉가들의 자금력, 인력, 설비 등을 생각하면 엄두도 내지 못하는 실정이라고들 합니다.

그러나 우리에게는 의약품은 아니지만 민간약, 민간요법으로 질병이 치유되고 있는 체험사례가 많습니다. 이런 것을 생각하면 건강보조식품으로 분류되어 있다고 해도 프로폴리스에 대한 체험사례는 확실한 것이므로 그 사실을 능가하는 것은 없다고 생각해도 좋을 것입니다.

21세기 들어 재조명 받는 천연건강식품 프로폴리스

  프로폴리스는 이처럼 금세기 초까지 특히 유럽을 중심으로 민간의약으로 널리 사용되었던 천연항생물질이었으나, 페니실린, 아스피린, 설파다이아진과 같은 값싸고 구하기 쉬운 합성의약품이 발명되면서 잊혀지게 되었습니다. 그러나 인공합성항생제는 각종 부작용을 나타냈고, 병균의 내성문제가 제기되면서 내성이 없는 천연항생제인 프로폴리스가 자연의학자들에 의해 재조명받게 되었습니다.

  프로폴리스가 다시 천연항생제로 본격적인 각광을 받기 시작한 것은 1966년 프랑스 소르본느 대학의 생화학 교수였던 레미 쇼방(Remmy Sauvin) 박사의 연구논문 【프로폴리스의 임상효과에 대하여】가 발표되면서였습니다.

  이어 1970년 구소련의 과학아카데미에서 빌라누에바(U. H. Villanueva) 박사는 프로폴리스 속에 18종의 플라보노이드 성분이 들어 있음을 밝혔습니다. 그밖에 항생성분이 들어 있다고 발표됨으로써 벌통 속이 무균상태로 유지되는 것은 바로 프로폴리스 때문이라는 사실이 밝혀지게 된 것입니다.

요즈음 우리나라의 학계나 업계에서도 천연항생제에 주목하고, 우유를 생산하는 젖소의 유선염 치료제로 사용하고 있습니다. 이것은 합성의약품의 각종 부작용을 체험한 업계의 자구노력이라 할 수 있습니다.

프로폴리스의 호전반응

우리가 약을 복용할 때 부작용과 혼동하고 있는 것이 호전반응입니다. 동양의학에서는 이것을 명현이라 합니다. 명현은 한약을 복용한 결과 병상이 좋아지는 과정에서 부스럼, 습진 등 예기치 않던 반응들이 일시적으로 나타나는 것을 말합니다. 동양의학에서 아주 중요시되고 있는 명현은 약의 효과를 나타내는 것으로 알려지고 있습니다.

프로폴리스를 복용할 경우 병이 치유되는 과정에서 이와 비슷한 반응이 일어나는 경우가 있습니다. 건강한 사람이건 병이 있는 사람이건 신체의 일부 중 허약한 곳에 반응해서 나타난다고 생각하면 됩니다. 주된 증상으로 얼굴과 신체 일부분이 가렵거나 부스럼이 생기며, 습진, 변비, 설사, 눈곱, 미열, 발진, 손발의 저림, 관절통, 두통, 식은땀이 나기도 합니다.

물론 이러한 증상은 사람에 따라서 다릅니다. 프로폴리스 한 방울로 반응이 나타나는 사람이 있고, 많은 양을 복용해도 전혀 반응이 없는 사람도 있습니다.

중요한 것은 이런 반응들이 프로폴리스의 부작용이 아니라는 사실입니다. 부작용은 증상이 거듭되어 고통이 심해지는 데 호전반응은 한고비를 넘기면 그 후에는 편해진다는 것입니다. 호전반응을 극복하면 점점 컨디션이 좋아지고 개선되어 간다는 것을 스스로가 느끼게 됩니다.

따라서 호전반응은 지금까지 건강치 못했던 신체가 건강한 몸으로 바뀌는 단계에서 일어나는 반응이라 생각하면 됩니다. 따라서 원칙적으로는 계속 프로폴리스를 먹어도 됩니다. 그러나 걱정이 앞선다면 양을 줄이거나 일시 중지해서 증상이 가라앉으면 다시 먹을 것을 권합니다.

◆프로폴리스의 호전반응표◆

증 상	호전반응의 예
화분증	재채기, 비강(鼻腔)염증, 콧물, 가려움증, 눈곱
고혈압	일시적 혈압상승, 현기증, 얼굴이 달아오르고 성질이 조급해짐
저혈압	일시적 빈혈, 서맥(徐脈), 발이 차고 피부쇠퇴, 신체 한쪽의 냉감
대장염	일시적 변비증, 일시적 설사, 곱똥, 괴양성 출혈
비만증	둔통, 압통, 압박통
알레르기	물집이 생긴 모양의 습진, 가려움, 부기, 권태감
눈 질환	짓무름, 충혈, 가려움, 눈물, 눈곱, 가려움, 눈속 통증
두통	일시적 격통, 두통, 메스꺼움 등의 아픔, 옛 상처 부위의 통증, 악몽, 불안, 불면, 류마티즘, 관절통, 신경통, 나른함, 불면증, 망상, 침묵
만성피로	발열, 통증, 불면, 두통, 식은땀, 좌우불균형, 허벅지 통증
당뇨	일시적 혈당상승, 숙변, 복부 팽만, 갈증, 냄새나는 땀
암	경련, 숙변, 부종, 검은 토혈, 검은 변, 미열, 불면
천식	통증, 고열, 두통, 근육의 쥐, 기침, 가래, 목 통증
간질환	전신 발진, 발바닥 발등 벗겨짐, 나른함, 식욕 없음
신장질환	귀울림, 현기증
위염·위궤양	식욕부진, 멍, 식은땀, 구취, 더부룩함, 나른함, 통증
심장질환	심계항진, 잔등의 통증, 가슴통증
폐질환	목구멍 통증, 식은땀, 잔등의 통증, 기침, 가래, 감기 기운
피부질환	뾰루지, 가려움증, 살갗 거침, 탈모, 붉은 반점, 습진, 삼백안
아토피	습진, 부종, 발진, 가려움, 짓무름, 발열
무좀	가려움증, 짓무름, 출혈, 부종, 진물의 이상 배출
비염(鼻炎)	일시적 후각상실, 콧물
켈노이드 체질	피부 반흔상 습진, 심술, 두통, 피로
근육스트로피	보행곤란, 여윔, 언어불량
치질	가려움, 통증, 부기, 일시적 출혈
중이염	불면, 귀울림, 초조감, 화농증, 난청, 어지러움
잇몸염증	부기, 통증, 쑤심, 잇몸출혈, 두통

◆임상사례로 본 사용법과 치료의 경과◆

성별	연령	증 상	사 용 법	경 과
여성	74세	위궤양	1일 3회 식전 20방울	수술 후 피로감 없고 감기 걸리지 않음
	73세	보행곤란	물, 우유에 5방울 첨가	15일 후 통증 없어짐
	69세	결핵	아침저녁 10방울	한쪽 폐뿐이라도 피로 없고 식욕 왕성
	60세	신경통	정제와 엑기스병용	3개월 후 휠체어에서 일어나 보행가능
	55세	류마티스	아침저녁 20방울 지압병용	한방병용 4개월 후 보행자유
	53세	견비통	아침저녁 5방울	견비통 해소, 피로가 없다
	52세	피로	아침저녁 10방울	피로회복 신경안정
	51세	만성위염	아침저녁 각 2정	건위, 체중이 줄고 몸이 편안
	48세	병약	4회 20방울	심한 부증해소, 허약 체질 치료
	46세	비염	묽게 희석	코가 편안, 3개월 후 콧물이 없어짐
	46세	주부습진	아침저녁 30방울	3개월 후 손습진 완치, 백색
	44세	저혈압	아침저녁 5방울	피로, 두통해소
	42세	자궁경부	연고를 바른 Tampon 사용	2일에 1회 2주만에 완치
	38세	무좀	1일 2정 크림 병용	원액과 크림을 환부에 바름 짓무르는 것 완치
	37세	불면	다량복용	첫날부터 숙면 피로회복
	20대	얼굴습진	1일 수 방울 복용	크림에 1방을 첨가해서 바름 수주일 후 소실

계속 ○

성별	연령	증 상	사 용 법	경 과
남 성	84세	동상	아침저녁 10방울	한번 부풀어올랐다가 통증이 해소되고 편안
	65세	건강유지	아침저녁 10방울	피로회복, 무병건강
	61세	당뇨병	아침점심저녁 10방울	병원약 병용 혈당치 하강, 건강
	56세	고혈압	아침저녁 10방울 약병용	2개월 후 두통해소, 감기 없음
	40세	건선	아침저녁 10방울	1개월 후 피부 벗겨지면서 완치
	38세	인후통	한방약과 병용	조금씩 편안
	32세	치통	원액을 치아와 치경에 바름	20분 후 진통멈춤
	3세	아토피	피부도포와 복용	3개월 후 완치
	13세	피부염	피부도포와 복용 한방약 병용	2개월 후 완치
	2세	열, 경련	아침에 5방울 복용	3개월 후 열과 경련이 해소

※ 이 표는 프로폴리스 연구센터, Herb Art의 치료사례, 외국문헌, 건강잡지의 체험사례입니다.

프로폴리스는 암·당뇨·위염·알레르기성 질환 등 각종 질병에 대한 개별적인 효능도 뛰어나지만, 무엇보다 인체의 고유한 기능과 밸런스를 정상적으로 복원하여 인체 스스로 최적의 건강상태를 유지하고 질병에 대해 저항하며, 질병을 치유할 수 있는 능력을 키워준다는 데 더욱 큰 의의가 있습니다.

제 3 장
전문의도 놀라는 여러 가지 효능

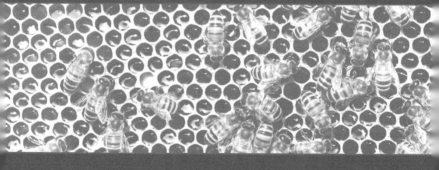

Propolis Miracle

아토피성 피부염

최근 여러 가지 환경의 변화로 대두된 것이 아토피성 피부염입니다. 특히 어린아이에게서 많이 볼 수 있는 아토피는 피부과의 단골 질병이 되었습니다. 유아의 경우는 아이도 힘들지만 그것을 지켜보며 치료하는 부모가 더 힘이 드는 그런 병입니다.

여러 가지 처방약을 바르고 먹지만 치료가 어렵다고 합니다. 음식조절에서부터 청결은 기본이며, 가려움을 참아야 하는 등 유아에게는 너무나 어려운 치료과정입니다.

아토피성 피부염은 생후 1~3개월의 갓난아기에서 사춘기까지 폭넓게 나타납니다. 대부분 어른이 되면 자연히 없어진다고 하지만, 성인 여성의 경우는 남성보다 많이 나타납니다.

아토피성 피부염에 사용되는 스테로이드제는 일반적인 가려움증은 진정되지만, 곧 되풀이되고 사람에 따라서는 내장까지 악화하는 경우가 있다고 합니다. 확실히 피부의 방어작용을 약화시키는 결점이 있기 때문에 오히려 낫기 어렵게 만드는 경우도 있습니다.

프로폴리스가 아토피에 잘 반응한다는 것은 여러 가지

체험사례들이 잘 말해주고 있습니다. 아토피성 피부염 증세가 있는 사람은 프로폴리스를 마시고, 프로폴리스 연고를 바릅니다. 먼저 아침에 일어나서 식전에 반 컵의 물에 프로폴리스를 2~3방울 떨어뜨려 마시고, 점심 전에도 같은 양, 잠자리에 들기 전에도 마찬가지로 1일 3회 계속해서 1개월 정도 실행합니다. 프로폴리스를 복용한 처음 2주간은 대개 몸 전체가 가렵고 환부가 약간 부풀어오르며 통증이 있을 수 있습니다. 그러한 상태가 1주일 가량 계속되지만 프로폴리스는 계속 복용합니다.

이런 증상을 호전반응(병이 낫기 위한 일시적인 악화상태)이라 하며, 이 시기가 되면 곧 낫는다는 증거입니다. 호전반응은 가렵고 부풀어오르는 것을 1주일 단위로 반복할 수도 있습니다. 그 후 1회의 양을 4~5방울로 증가하고 약 6개월 동안 계속하면 가려움증이 점점 사라지며 호전반응도 없어지는 동시에 거칠었던 피부도 매끄럽고, 깨끗해진다고 합니다.

알레르기성 질환(비염, 화분증)과 황사

나날이 환경이 악화되면서 우리 주위에는 천식, 비염,

알레르기성 각종 질병, 화분증 등이 심해집니다. 특히 실내의 먼지, 이른봄의 꽃가루 등에 의한 알레르기성의 감기는 지방보다 오염도가 높은 도시인이 걸리기 쉬운 질병입니다.

갑자기 재채기가 나오면서 콧물이 줄줄 흐르며, 심할 때는 재채기와 함께 눈에서는 눈물이 나는 일이 있습니다. 이런 경우를 경험해 보지 않은 사람은 이것이 얼마나 고통스러운가를 알지 못합니다. 화분을 멀리 하고 여러 가지를 조심해 보지만 항상 되풀이될 뿐입니다.

프로폴리스는 원액을 물에 타서 마시는 방법 외에 묽게 타서 스프레이 용기에 넣어 사용하는 방법이 있습니다. 이 방법은 천식이나 알레르기성 비염, 화분증 등 알레르기성 질환으로 고생하는 사람들이 쉽게 사용할 수 있고 효과도 큽니다. 분무기는 가정에서 옷을 다릴 때 쓰는 제품을 사용해도 좋습니다. 화분증으로 눈이 가려울 때에는 눈에, 재채기나 콧물이 날 때는 코에 분무하는데, 그 효과는 이루 말할 수 없습니다.

알레르기체질이란 외부에서 이물질이 체내에 침입했을 때 인체가 본래 가지고 있던 방위반응(항원항체반응)이 과잉되는 상태를 말합니다. 그래서 알레르기 원인물질을 알레르겐이라 말하는데, 보통사람에게는 아무것도 아닙니다.

　예를 들면 먼지나 공기 중에 떠 있는 화분이나 세균, 곰팡이 같은 흡입알레르겐과 계란이나 우유 등 식물알레르겐이 원인이 됩니다. 이들 알레르겐이 체내에 들어가면, 기관지가 경련을 일으킨다든지 점막이 부어서 분비물의 양이 증가하고 이로 인해 호흡기관이 좁아져 심하게 기침을 하는 발작이 일어나는 것입니다. 그러나 프로폴리스를 입 속에 분사하면 심한 기침도 감쪽같이 멈추는 것을 경험하게 됩니다. 이는 기침으로 상한 기도의 점막을 보호하는 역할을 하는 것 같습니다. 다시 말하면 기도의 점막에 붙어 있는 병원균에 대해서 프로폴리스 성분에 함유된 항균, 염증방지, 마취효과나 세포재생효과 등이 대단히 유효하게 작용한다고 생각해 볼 수 있습니다.

　요즈음은 황사가 기승을 부립니다. 특히 황사에는 인체에 유해한 물질이 많기 때문에 유아나 노약자 등은 외출을 삼가야 합니다. 어린이들은 휴교 등으로 외출을 방지할 수 있지만 성인의 경우는 예외입니다. 직장으로 출근을 해야 하기 때문입니다. 마스크 등으로 철저히 차단한다고는 하지만 공기로 숨을 쉬기 때문에 여간 힘들고 어려운 일이 아닙니다.

그러나 황사가 심할 때에는 외출한 후 스프레이로 분무하거나, 프로폴리스 한 방울을 미지근한 물에 타서 양치질을 하면 구강 소독에 탁월합니다. 여기에 덧붙여서 마스크에 프로폴리스 액을 몇 방울 떨어뜨린 솜이나 가제를 넣어서 착용하면 한결 숨쉬기가 쉬워지며, 목이 아픈 증세에서 벗어날 수 있습니다.

감기가 유행하거나 특히 환절기 때는 반드시 실행해 보시기 바랍니다. 프로폴리스를 묽게 해서 그 물로 양치질하는 것은 한방과 마찬가지로 항생물질 등을 이용해서 감기 바이러스를 죽이는 것이 아니라 어디까지나 자연치유력을 최대한 발휘하기 쉬운 상태로 만들기 위한 것입니다.

프로폴리스를 스프레이로 사용하는 방법은 먼저 원액을 묽게 해서 사용해야 하며, 원액을 옮길 때는 금속제품이나 플라스틱은 피하고 도자기나 유리로 된 스프레이를 선택해야 합니다.

원액을 묽게 할 때는 보통 프로폴리스를 마실 때 쓰는 컵 등에 5~6방울의 원액과 물(순수한 물, 깨끗한 물)을 넣어 섞은 후, 이 묽은 액을 깨끗한 용기에 넣어서 보관하면 좋습니다.

소아천식, 기관지천식

호흡기 질환으로 고생하는 사람들의 대부분이 조속히 치료하고 싶고 빨리 완쾌되기를 바라는 것 중에 하나가 천식입니다. 소아천식의 경우는 천식(숨을 쉴 때 '쌕쌕', '사악' 하고 숨소리가 나는 것)을 동반하는 호흡곤란 발작이 특징입니다. 이 발작은 기후와 온도변화에 깊은 관계가 있습니다.

계절적으로 봄, 장마철, 가을 등 기온이 고르지 못한 시기에 따뜻한 곳에 있다가 갑자기 찬 공기를 마신다든지 기온의 차가 심한 환절기에 찬 곳에 있다가 이불 속에 들어가서 체온이 올라갔을 때에 발작합니다.

아이들의 경우도 그렇지만 어른의 경우에는 자율신경이 불완전하다든지, 걱정이나 스트레스가 발작의 원인이 되는 경우도 있습니다. 증상이 가벼울 때는 기침이나 재채기에 천식이 조금 동반하는 정도지만 중증이 되면 몸을 앞으로 쭈그린 자세를 하지 않으면 숨쉬기 곤란합니다.

더욱 심해지면 치아노제(산소결핍으로 입술이 자색으로 되는 증상)를 일으키는데, 그것을 그냥 두면 생명에 위험을 주는 경우도 있으므로 주의해야 하는 병입니다. 현대의학에서도 여러 가지 치료법을 시험하고 있지만, 이것이라고 딱

꼬집어 애기할 만한 결정적인 치료법은 아직 없습니다. 한방요법은 장기 복용하지 않으면 효능이 없음에도 불구하고 도중에 그만두는 사람이 대부분입니다.

프로폴리스는 그 효과를 체험하는 데 있어서 한방치료와 같이 긴 시간을 요하지 않기 때문에 즉효성이 탁월합니다. 그래서 기관지천식으로 고민하는 사람들에게 프로폴리스를 목에 뿌려 넣는 방법을 권합니다. 이 방법과 아울러 물에 타서 마시는 방법도 병용하는 것이 좋습니다.

프로폴리스의 약효는 입 속의 세균을 죽이는 항균작용, 항염증작용, 소염작용 등이 유효하게 작용해서 꽤 심한 기침도 4~5회만 입 속에 뿜어 넣으면 점점 가라앉습니다.

코감기, 알레르기 만성비염

분무기에 넣은 프로폴리스를 코 속에 분사해 보십시오. 호흡기의 증상 중에 코감기나 알레르기성비염, 만성비염 등 콧병에는 효과가 탁월합니다. 코감기는 코막힘, 재채기, 가려움, 후각장애는 물론 온몸이 나른하고, 오한과 함께 두통이 심하게 나는 경우가 있습니다. 이럴 때는 감기의 초기이기 때문에 조속히 프로폴리스를 콧구멍 속에 분사하면 콧속이 부드러워지면서 코막힘이 사라집니다.

알레르기성 비염이 있는 사람은 특히 코감기에 걸리기 쉬우며, 인후가 약한 사람은 편도선이 붓기 쉽고, 그로 인해서 감기에 걸리기 쉬우므로 항상 주의해야 합니다. 그리고 감기인지 모른다고 생각될 때는 코 속이나 목 깊숙이 프로폴리스를 분사하면 감기를 예방할 수 있습니다.

프로폴리스의 항균작용으로 코나 목 등의 저항력(면역기능)을 높여 감기 바이러스나 세균을 억제하고 감기를 예방한다는 것입니다.

BCG(방광폴립)

프로폴리스 원액의 생산지로 널리 알려진 브라질에서는 프로폴리스를 주머니에 넣고 다니다가 몸에 이상이 생기면 바르거나 물에 타서 마신다고 합니다. 그래서 브라질에서의 의사는 별 볼일 없는 사람들로 여겨지고 있으며, 대부분 프로폴리스를 사용하고 있다고 합니다.

60세가 가까운 사람이 위궤양(초기암)이라 진단 받고 수술을 했습니다. 그런데 수술 후 갑작스런 혈뇨로 방광폴립이 발견되었습니다. 직장폴립의 경우는 절제수술로 끝나지만 방광폴립은 절제수술 뒤에 결핵균을 약독화한 BCG 방광주입요법이란 것을 받으면서 겨우 효과를 보았습니다. 그런데 수술 후 2년 뒤에 검사한 결과 처음에 폴립이 있었던 그 자리가 조금 부풀어올라 폴립이 재발한 것 같다는 결과가 나왔습니다.

BCG요법은 약독결핵균에 의한 생균와진을 방광 내에 주입해서 폴립을 치료하는 방법으로써 주1회, 모두 여덟 번 주입합니다. 이 요법은 2회째 주입 후에는 5분마다 화장실에 가게 되는데 배뇨 시에는 통증과 혈뇨, 미열도 나타납니다. 출혈성방광염 상태가 되어 방광 내부가 한꺼풀 벗겨지면서 폴립이 떨어지는 요법으로 출혈이나 통증은 참을 수 있지만, 배뇨 시의 통증과 불쾌감은 견디기 어렵다고 합니다.

통증을 다시 경험하는 것과 수술을 하는 것은 마음을 단단히 먹어야만 하는 일입니다. 그러던 어느 날 프로폴리스를 접하게 되었고, 곧바로 아침, 저녁으로 1일 2회, 한 컵에 10방울씩 떨어뜨려 미지근한 물에 타서 마시게 되었습니다. 3개월 후에 방광경 검사를 하니 재발할 것 같았던 폴립이 소멸되었다는 진단을 받았다고 합니다.

종양과 폴립

프로폴리스에는 종양증식과 성장에 대한 억제효과가 있기 때문에 폴립이 사라진다는 견해가 지배적입니다. 모든 질병이 그러하듯이 방광폴립도 경과 관찰을 위하여 주기적으로 정기검사를 받습니다. 폴립은 재발한다는 것이 공식화 되어 있기 때문입니다.

서양의학에서는 임상사례가 무엇보다 우선입니다. 의사가 스스로 권유한 약이 뒷받침이 되지 않으면 안되기 때문입니다. 더구나 프로폴리스란 생소한 민간약에 머리를 갸우뚱거리는 것은 당연한 일이기도 합니다. 한방에서도 생약의 단독성분은 알고 있어도 둘 이상의 혼합처방이 되면 각각 어떤 성분끼리 작용해서 새로운 효과(상승작용이나 상살작용 등)를 낳는지 불분명한 점도 많습니다.

한방 처방이 복잡하다는 것을 알고 있기 때문에 프로폴리스 성분이 여러 가지로 연구되었다고 해도 그것이 현대 화학과 약리학 수준에서 어떠한가의 해답은 지금 단계에서 명확하지 않습니다. 그러나 프로폴리스 체험담을 보면 종양증식을 억제하는 작용과 폴립의 재발을 방지하는 효과가 있다는 결론에 도달하게 됩니다.

견비통, 요통, 피로회복

입욕법은 프로폴리스를 넣지 않아도 효과가 있지만, 프로폴리스를 넣으면 마음의 조급함이 진정되고 견비통, 요통에도 효과가 있습니다. 그 이유는 프로폴리스의 정혈작용, 강심제로써의 약효가 피부 전체에 깊숙이 침투하기 때문입니다.

입욕을 위한 탕 속의 물은 일반적으로 40~50도 정도면 적당합니다. 혈압이 높은 사람이나 심장병 환자 이외의 건강한 사람이면 고온욕도 괜찮은데, 프로폴리스를 넣은 물은 39도 정도로 조금 식히는 것이 좋습니다. 2인용의 욕조면 1회 30그램 이상(이상적인 양은 100그램)의 프로폴리스를 탕 속에 넣으면 욕조 내의 물은 백탁(白濁)해집니다. 최소한 20분, 길게는 30분 정도 욕조에 몸을 담그고 있으면 혈액순환이 좋아지고 신진대사가 촉진되어 심신의 피로가 회복됩니다.

프로폴리스 탕 속에 들어가 있으면 건강하지 못한 부위의 피부가 검게 변한다는 보고도 있습니다. 예를 들면 위가 약하고 식욕이 없는 사람의 경우에는 위 주위에 검은 반점이 생기고 뿌옇던 물이 검게 흐려진다고 합니다.

프로폴리스 탕에 1일 2~3회 반복 입욕하면 위 상태가 좋아지고 식욕이 생기며 맛있게 식사를 할 수 있습니다. 건강이 좋아지면 프로폴리스 탕에 들어가도 위 부위에 검은 반점이 나타나지 않고 더이상 물도 흐려지지 않습니다. 이러한 체험자는 남녀를 불문하고 몇 사람 있으며, 더욱 놀라운 것은 임파선 암으로 치료를 거부당한 남성이 프로폴리스 탕에 들어갔다가 탕속의 물이 검게 되는 바람에 크게 놀랐다고 합니다. 이 남성은 10회 정도 입욕한 후 경과가 좋아졌습니다.

대장폴립

프로폴리스의 제암작용 유무에 대해서는 아직도 해명되지 않은 점이 있어서 논란이 많지만, 지금 소개할 남성과 같이 현재의 응용사례로써 효과가 확인된 것은 주목할 만한 가치가 있다고 생각합니다. 다음은 입욕법으로 대장폴립 수술을 한 후의 회복단계에서 진행이 순조로웠다는 체험자를 소개하겠습니다.

3년 전 대장에 생긴 폴립을 적출하는 수술을 했다는 남성의 경우인데, 한 달에 2~3회씩 프로폴리스 목욕을 하면서 매일 30방울 가량의 프로폴리스를 계속해서 복용한 결과 다음과 같은 효과를 봤다고 말해 주었습니다.

"탕속의 물이 검어지면서 욕조 밑에 흑색 같은 찌꺼기가 남았습니다. 내 생각으로는 프로폴리스에 함유된 다종 다양한 약리적 효과가 피부에 흡수되면서 몸 속의 노폐물이 방출된 것이 아닌가 생각됩니다."

이 남성의 경우 호전반응도 나타나지 않았습니다. 그 후 대장검사에서 폴립은 찾아볼 수 없었고 신체에 아무 이상이 없었습니다. 몸의 내·외부에서 프로폴리스의 약효가 있는 경우라고 하겠습니다. 이 경우는 같은 병, 같은 증상의 사람에게 적용되는 것은 아니겠지만, 프로폴리스 약효가 잘 나타난 예로서 참고할 수 있습니다.

위염와 감기몸살

만성병과 고질병은 참고 견디는 끈기가 필요합니다. 그러나 빨리 고치고 싶은 것 중 하나가 모든 병의 근원이라는 '감기' 입니다. 우리 주위에는 감기가 유행하면 반드시 감기에 걸리는 사람이 많이 있습니다.

프로폴리스는 항균작용 뿐만 아니라 인플루엔자, 감기,

코, 기관지염증에도 효과가 있습니다. 프로폴리스에는 인플루엔자 바이러스의 증식을 억제하는 작용이 있기 때문에 요즈음 많이 응용되고 있습니다.

외국의 문헌에는 위나 소화기의 치료와 예방에 프로폴리스가 도움을 준다는 내용이 다수 적혀 있습니다. 바쁜 생활과 나쁜 식습관으로 인해 위염을 앓고 있는 환자가 증가하고 있습니다. 위가 튼튼하면 음식을 잘 소화시키기 때문에 건강한 육체를 얻을 수 있습니다. 위가 아파 고생하는 사람들은 식습관도 많이 변화되어 있습니다. 자극이 없는 음식들로 가려먹게 되지요. 그러나 우리의 몸은 모든 영양소를 골고루 필요로 하며, 보기에 좋아 보이는 음식이 먹고 싶어집니다.

위가 튼튼하면 감기도 쉽게 낫는다고 합니다. 영양분을 잘 소화시켜 흡수하기 때문일 것입니다. 프로폴리스는 위와 관련된 위염, 위궤양, 심지어 위암까지 잘 반응한다고 합니다. 우리나라 연구진이 발표한 헬리코박터 파이로리균을 억제한다는 논문이 이를 뒷받침하고 있습니다.

프로폴리스를 처음 접할 때는 독특한 냄새 때문에 약간의 거부반응이 있을 수 있습니다. 따라서 적응을 위해 우유나 음료수에 2방울 정도 떨어뜨려 마시기를 권합니다.

이렇게 하면 냄새도 중화되고 마시기도 쉬워져 적응이 빨리 되며, 적응 후에는 깨끗하고 미지근한 물에 타서 마시면 됩니다.

화상의 염증, 화기 진정, 피부병

〈꿀벌과학 9권 3호〉에 프로폴리스의 살균제로서의 효과에 대해서 다음과 같이 소개되어 있습니다.

"프로폴리스의 살균성은 각종 통증, 화상에 쓰이며 폐의 염증에는 흡입으로 큰 효과를 올렸다. 1967년 소련에서는 프로폴리스를 이용한 '프로폴린 30'이란 물질을 정식으로 인가하고 의학분야에서 사용하게 되었다."

'프로폴린 30'이란 프로폴리스를 알콜에 용해한 30%의 용액이며, 외용에 바르는 약으로 쓰입니다. 러시아에서는 피부염이나 화상에 사용하는데, 프로폴리스에는 염증(열이 나고 통증이 있는 병적 증상)을 억제하는 효과가 있고 항산화 작용도 있기 때문입니다.

화상이 생기면 먼저 찬물로 씻고 통증이 가라앉으면 곧 프로폴리스 액을 묽게 해서 환부에 바릅니다. 그러면 프로폴리스는 피부의 표면에 막처럼 퍼져서 외부 공기를 차단합니다. 조금 달라붙는 느낌을 주지만 그것이 2차 산화를 방지하는 작용을 하기 때문에 통증이 없어집니다.

프로폴리스는 염증을 제거하고 환부의 열을 없애 줍니다. 염증은 처음부터 몸 속에 있는 일종의 병적인 산화작용입니다. 프로폴리스의 항산화작용, 다시 말해서 소염작용이 피부 표면에서 유효하게 작용해 통증이 경감합니다. 그것은 곧 꿀벌이 스스로 채집한 프로폴리스를 벌집 내부의 벽에 움푹 파인 데를 엷게 바라서 벌집을 수리 · 보강해서 입구의 부패방지와 같은 효과를 나타내는 것이며, 피부의 외부로 침입해서 활동하려는 세균류를 프로폴리스의 막으로 차단하기 때문에 피부의 화농을 미연에 방지하는 것입니다.

화상

프로폴리스가 화상이나 피부병에 잘 듣는다는 것은 여러 가지 체험사례에서 알 수 있습니다. 어느 주부는 요리 중 뜨거운 물에 왼손을 데어서 바로 수도를 틀어 찬물로 약 5분간 냉각시킨 뒤 딸이 프로폴리스를 발라 주었는데, 통증이 곧 가라앉고 물집도 생기지 않았으며 부풀지도 않았다고 합니다.

그 주부는 "4~5일 지나 손등을 보니 매일 얇게 프로폴리스를 바른 부위가 검은콩처럼 되고 이쑤시개의 끝으로 피부를 벗기니 가죽이 오므라들며 벗겨지고 그 자리에 빨간 새 살이 나타났습니다. 손을 대 보아도 아픔이 없고 또 2~3일 계속해서 프로폴리스를 바르니 검은콩 같던 피부가 완전히 떨어지고 화상 자국은 식별 못할 정도의 새로운 피부가 되었습니다."라고 말했습니다.

이 경우는 피부의 표피만이 빨갛게 된 가벼운 1도 화상이며, 주전자나 냄비 뚜껑을 잡다가 입는 가벼운 1도 화상은 프로폴리스를 표피에 얇게 발라서 그냥 두면 통증이 사라집니다. 제2도는 수포성 열상이라 해서 물집이 생기는 상태의 화상입니다. 2도쯤 되면 물집이 생겨서 진피(혈관이 통하고 있는 피부의 깊은 부위)도 파괴되기 때문에 수포가 화농할 때가 있습니다. 그렇게 되면 조속한 처치를 취하지 않으면 화농해서 결국 자국이 남게 됩니다. 2도 정도의 화상에는 곧 찬물에 화상 부위를 식힌 후 프로폴리스를 바릅니다.

넓은 부위에 화상을 입었을 때는 마유에 프로폴리스 다섯 방울 정도를 섞어서 바르면 좋습니다. 마유는 피부의 내부에 침투해서 내부공기를 몰아내고 외부공기를 차단

시켜 산화를 예방해 주기 때문에 프로폴리스의 상승효과
가 큽니다.

다시 말해서 프로폴리스만으로는 피부의 내부까지 침투
하는데 시간이 걸리지만 마유를 섞으면 부드럽게 잘 스며
들 뿐 아니라, 프로폴리스의 강력한 살균력으로 흉터가
거의 남지 않습니다.

주부습진

주부습진은 흔하면서 치유가 어려운 피부병입니다. 주
부습진은 가사노동에 있어서 약간의 부주의뿐만 아니라
체질적으로 잘 발병하는 것 중 하나입니다. 처음에는 예
사롭지 않게 생각하다가 나중에는 아주 심각한 상태까지
됩니다. 주부의 노동은 물과 뗄 수 없는 관계에 놓여 있습
니다. 그래서 치유가 더 어렵다고 할 수 있습니다.

주부습진으로 고통받는 환자에게는 마유에 프로폴리스
를 혼합해서 크림처럼 만들어 습진부위에 바르도록 권하
고 있습니다. 크림을 피부에 바를 만큼의 마유를 손바닥
에 놓고 그 위에 프로폴리스를 두어 방울 떨어뜨리고, 그
것을 손끝으로 잘 섞어 습진 부위에 바릅니다. 그렇지 않

으면 처음부터 마유에 프로폴리스를 혼합한 것을 씁니다.

바르기 전에는 목욕을 하거나 샤워를 해서 몸을 깨끗이 해야 합니다. 목욕 후의 피부는 침투력이 좋아 효과도 빠릅니다. 프로폴리스는 피부 전체에 골고루 발라지지 않지만 마유와 혼합하면 그런 점은 해소됩니다.

바르는 요령은 강하게 비비지 말고 살짝 칠하는 기분으로 발라야 합니다. 만약 잠들기 전에 바르고 잤는데, 다음 날 아침에 가려움증도 없어지고 붉은 구진상의 발진이 작아져 있으면 효과가 있다는 증거입니다.

시작한 후 매일 반복해서 바르는 것이 중요하며 사람에 따라서는 1개월 정도 지나면 완전히 피부의 증상이 사라져서 깨끗한 피부가 됩니다. 그런데 여기서 주의해야 할 점은 프로폴리스 혼합의 마유를 바르는 동안은 항히스타민제나 부신피질 호르몬이 혼합된 크림이나 연고 사용을 삼가는 것이 좋습니다. 그 이유는 그것을 쓰지 않아도 효과를 기대할 수 있기 때문입니다.

어린이 피부습진

유아의 피부는 매우 민감하기 때문에 약한 자극에도 민

감하게 반응하고 습진을 일으키기 쉽습니다. 젖먹이 아이의 경우는 먼저 입가나 귀 부근에 잔잔한 습진이 생기는 수가 있습니다.

갓난아기는 머리부분에도 마찬가지로 습진이 생기고 그것이 손발에 퍼져 물집이 생기며, 심하게 되면 짓물러서 까칠하며 건조하고 부풀어오릅니다. 손발에 퍼지기 전에 우선 프로폴리스를 습진 환부에 살짝 발라 주어야 합니다. 심하게 비비면 가려움증이 심하게 되고 습진도 악화되기 때문에 가급적 비비지 않도록 해야 합니다. 또 광범위하게 습진이 생겼을 때는 경우에 따라 마유에 프로폴리스를 서너 방울 떨어뜨려 그것을 잘 섞어서 바른 뒤 가제 같은 것을 환부에 대고 붕대로 보호해 줍니다.

물론 바르기 전에는 피부를 청결하게 해야 하고, 밤에는 목욕 후나 샤워 후에 발라줍니다. 갓난아기의 경우, 잠잘 때도 땀을 많이 흘리기 때문에 항상 몸을 깨끗이 하고 1일 2회쯤 정성껏 발라 주면 습진은 차차 사라집니다.

피부병

프로폴리스가 피부병에 효과가 있다는 것은 외국의 임

상사례 전문지인 〈꿀벌과학 9권 3호〉에 소개되어 있고, 여러 가지 피부병에 널리 응용되고 있는 것을 알고 있습니다. 러시아의 어떤 종합병원에서 실제 있었던 일입니다.

그 병원에서는 680명의 피부병 환자에게 프로폴리스를 사용하여 치료했습니다. 성공률이 약 70%에 달했으며, 더구나 부작용은 전혀 찾아볼 수 없었습니다. 환자는 습진(170명), 신경성 피부염(312명), 영양불량성 궤양(65명), 기타의 피부병(133명)으로써 프로폴리스가 함유된 징크유(Zinc Ointment)와 연고를 사용해서 다음과 같이 처치했습니다.

만성습진, 신경성 피부염 환자에게는 연고를 1일 1회씩 국부에 엷게 바르고 그 위에 붕대를 감고 징크유는 매일 30~40방울씩 식전에 마시게 했습니다. 만성습진은 손등이나 발, 팔꿈치의 안쪽, 무릎의 움푹 들어간 데에 습진이 나타나고 심하게 되면 습진이 화농하는 경우도 있는데 치료를 시작해서 5~6일이면 고름의 분비가 적어지면서 피부가 부드럽게 되었습니다.

대부분의 환자 피부는 탄력을 되찾았고 잠도 잘 자고 식욕도 생겼습니다. 치료는 약 1개월 간 계속되었습니다. 영양불량성 궤양의 환자들 중에는 다른 약을 장기간 복용해도 효과가 없었으나 프로폴리스 연고를 궤양부위에 바

르니 상처는 소독되고 새로운 피부가 재생되면서 빨리 나
았습니다.

프로폴리스 연고의 항균효과는 여러 체험사례에서 명확
히 나타나고 있어 연구와 응용에 많은 관심과 흥미가 집
중되고 있습니다.

마유

프로폴리스는 천연의 산물이기 때문에 마유와 같은 천
연제품과도 잘 혼합되어 상승효과는 크게 나타납니다. 이
두 가지의 물질을 같이 사용해도 부작용이 전혀 없어서
안심하고 쓸 수 있다는 점을 강조하고 싶습니다. 마유와
한방약의 내복, 외용약을 병용한 결과 여러 가지 피부병
이 나았다든지 요통, 치질, 욕창이 좋아졌다든지, 또는 기
미, 주름살이 없어지고 피부에 윤기가 있다든지 하는 사
례가 많이 보고되어 있습니다. 따라서 프로폴리스를 보다
적극적으로 활용하게 합니다.

그러면 마유는 왜 효과가 있는가에 대해서 잠깐 언급하
겠습니다. 마유의 중요한 특징은 피부의 심층부에 강력하
게 침투한다는 것입니다. 피부에 바르면 수 초 안에 피부
깊숙이 스며들며, 피부 깊숙이 침투된 마유는 내부의 공

기를 쫓아내는 것은 물론 유막을 쳐서 외부 공기를 차단시킵니다. 다시 말해서 2차적인 산화방지 작용을 한다는 것이지요. 마유 연구자의 말을 빌자면 피하조직 1밀리까지 침투하는데, 침투한 마유는 세균류를 흡수하고 기름 속에 포장해 버리기 때문에 세균류의 활동을 억제하고 피부의 화농을 막아 버린다고 합니다.

또 혈류를 좋게 하고 염증(부종이나 열, 통증 동반의 증세)을 부드럽게 하고 환부의 열을 제거시키는 효과도 있습니다. 프로폴리스나 마유도 똑같이 항균, 항염증, 진통작용 등이 있기 때문에 같이 사용함으로써 그 작용이 한층 상승되는 것입니다.

프로폴리스는 원액을 그대로 피부에 사용하면 강한 느낌의 통증이 오는데 이것은 마유와의 혼합에 의해 희석돼 통증과 불쾌감이 사라집니다.

마유연고 제조법

염증을 억제하고 살균효과도 있고 또한 육아(피부의 상처가 낫기 시작할 때 나타나는 빨간 새살 조직) 형성작용이 있는 프로폴리스와 마유를 혼합한 연고를 만드는 방법은 다음과 같습니다.

연고의 비율은 마유 30그램에 대해서 프로폴리스를 10 방울쯤 넣으면 좋은데, 구체적으로 말하면 마유 한 병이 70그램이라면 프로폴리스 20~25방울 비율로 혼합합니다. 이 연고는 화상이나 욕창 등의 피부장애로 피부가 미 난상태로 된 환부에 바르면 효과가 있습니다.

심한 욕창

화상은 화상의 정도에 따라서 바르는 방법이 다르며, 욕 창도 그렇습니다. 욕창의 경우는 욕창이 생기기 전이나 환부가 빨개진 상태일 때는 직접 환부에 바릅니다. 그 주 위를 마사지하면 혈류(피의 흐름)가 좋아져서 더욱 효과적 입니다.

욕창이 진행되어 환부가 짓무른 상태일 때는 먼저 환부 주위를 미지근한 물로 깨끗이 닦아 냅니다. 프로폴리스를 가제에 묻혀서 환부에 붙이고, 주위의 건강한 피부에는 조금 더 바르고 가볍게 마사지합니다. 그러면 프로폴리스 의 항균, 항염증 작용으로 욕창 부위나 주변에 병원균이 퍼지는 것을 막고 염증이 번지는 것도 막을 수 있습니다. 진통효과로 통증이 잦아드는 것을 체험하게 됩니다.

백선병(쇠버짐)

러시아 고리카의 피부병·성병연구소에서는 프로폴리스를 응용해 백선병, 피부결핵, 탈모증 등의 피부병을 치료하고 있습니다. 프로폴리스는 90도의 알콜에 용해해서 식물성기름과 섞은 후 천천히 증발시켜 점착성이 강한 연고가 될 때까지 가열해서 프로폴리스 50%의 연고를 만듭니다. 이 연고를 두부의 심부 백선병 환자(110명)의 국부에 직접 발라 유지를 대고 치료한 결과 대부분 15일 내에 백선이 사라졌다고 합니다.

국부에 바르자마자 염증이 심한 환자도 있었으나 3~5일 정도 지나자 가려움증이나 통증이 없어지고 빠른 사람은 4~10일, 늦는 사람은 15일 이내 백선이 사라졌습니다. 그리고 110명 중 97명의 환자는 이후에 재발이 없었고 자국도 남지 않았다고 보고되어 있습니다.

두부백선이란 '백운'이라 부르는 피부병의 하나지만 백선균이란 일종의 곰팡이가 원인이 되어 생기는 병입니다. 이 병은 사내아이에게서 많이 볼 수 있으며 무좀도 이 백선균의 원인으로 일어납니다.

무좀

프로폴리스가 무좀에 좋다는 것은 강력한 살균력으로 백선균이란 곰팡이를 퇴치하고, 또 가려움증이 심하고 물집이 생기는 화농성 무좀에도 항염증 작용이나 화농균의 증식을 억제하는 효과가 작용하기 때문입니다.

무좀은 재발성이 강한 특징을 가지고 있기 때문에 무엇보다 꾸준히, 그리고 장기간 인내를 가지고 치료해야 합니다. 무좀치료를 위해서는 무좀연고와 병행하여 환부에 바르고, 프로폴리스를 마셔야 효과도 빠릅니다.

또한 증상이 많이 개선되었다고 중도에 포기하면 재발하므로 완치될 때까지 계속해야 합니다. 대개의 경우 약한 증상이면 3개월이면 치료되고 대부분 6개월 정도면 완치된다고 합니다.

대머리와 탈모증

정상인은 매일 50개 이상의 머리카락이 자연적으로 빠지고 새로운 모발이 재생합니다. 그러나 매일 빠지는 머리보다 적은 수의 모발이 재생되거나 탈모의 진행이 빠르면 결과적으로 대머리가 됩니다.

20대에서 이마 쪽이 벗겨지기 시작해서 윗머리카락이 엷어지는, 흔히 말하는 '젊은 민둥산'은 남성 특유의 탈모증입니다. 그러나 최근에는 젊은 여성에게도 탈모증이 생기는 경우가 증가한다고 합니다. 그 원인으로는 과도한 스트레스와 샴푸 후 잘 헹구지 않아서 탈모증이 증가한다고 알려져 있습니다.

러시아의 임상의가 독자적으로 개발한 프로폴리스 연고 등을 써서 탈모와 대머리에 효과가 있었다는 연구보고가 〈꿀벌과학 9권 3호〉에 있습니다. 머리카락이 빠지는 것도 피부병의 일종이므로 프로폴리스가 무좀, 기미, 주근깨 등 여러 가지 피부병에 효과가 있다는 것을 알면 이해가 가는 말입니다. 이 연구를 통해서 볼 때 러시아에서는 오래 전부터 탈모증에 관한 프로폴리스 연구가 진행되고 있었다고 할 수 있습니다.

'모발이 많이 빠지는 병의 연구'라 해서 50명 이상의 환자에게 프로폴리스가 30%인 연고와 프로폴리스에서의 알콜 추출액을 사용해 실험했습니다. 그 방법은 연고와 추출액을 매일 두부에 문질러 강하게 마사지하는 것과 동시에 식사에도 신경을 쓰고 운동도 했다고 합니다.

50명의 환자 중 약 37%는 부분적 탈모로써 54%가 광범위한 대머리, 9%가 전체적인 대머리였습니다. 치료는 1년에서부터 5년 이상 계속되었는데, 결과는 전체 82%의 환자가 효과가 있었고 나머지 완전 대머리의 환자는 효과가 없었습니다. 머리카락이 재생된 일부 환자의 경우, 치료를 시작해서 2~3주 후에 머리카락이 나오고 그밖에는 1~6개월 후에 머리카락이 나왔다고 합니다.

원형탈모증은 정신적 스트레스에서 일어나는 병으로 정신 안정효과의 한방약으로 잘 낫지만 광범위한 대머리나 전체적으로 엷게 난 것은 효과를 보기가 어렵다고 했습니다. 그러나 전체적으로 82%라면 대단한 효과입니다. 나머지 중 머리카락이 재생하지 않더라도 대머리의 진행이 멈추었다는 이 연구보고는 탈모로 고심하는 사람들에게 여간 반가운 소식이 아닐 수 없습니다.

모발의 주성분은 유황을 함유한 단백질이므로 프로폴리스 마사지 외에 모발 발육을 유지하려면 이밖에 요오드나 탈모예방과 관계되는 비타민 B2를 충분히 섭취할 필요가 있습니다. 유황을 함유한 단백질인 계란, 콩, 어패류, 요오드를 함유한 해조류, 그리고 비타민 B2는 종실류, 버섯류 등을 식사 때 많이 섭취하면 더욱 좋습니다.

프로폴리스를 이용한 머리 마사지 방법

먼저 프로폴리스를 기본약제로 연고를 만듭니다. 연고
는 피부 깊숙이 스며드는 침투력이 강한 마유를 사용하면
좋습니다. 마유에도 발모효과가 있기 때문입니다. 제일
먼저 할 일은 마유를 솜에 묻혀 왼손바닥에 떨어뜨려 놓
고 거기에 프로폴리스 한 방울을 첨가해 양손으로 비벼서
섞습니다. 잘 섞은 후 원하는 머리 부위나 전체 두피를 부
드럽게 마사지합니다.

마사지를 할 때는 손을 깨끗이 하고, 손마디 끝 부분으
로 실시해야 합니다. 두피는 머리카락으로 보호되고 있는
부분이기 때문에 심한 자극으로 상처를 입기 쉽습니다.
마유만으로 두피를 마사지하는 것도 좋은 방법이나 여기
에 프로폴리스를 첨가해 상승효과를 증대할 수 있습니다.

마사지를 하는 것은 모근을 자극해서 두부의 혈류를 좋
게 하고 프로폴리스를 침투시키기 위한 것으로 프로폴리
스에는 혈액순환을 잘 시키는 작용도 있습니다.

연고로 두피를 마사지할 때의 요령은 다음과 같습니다.

① 특히 후두부 풍지의 요점을 부지런히 누릅니다.

② 윗머리 백회(정수리)의 요점에 양손을 대고 전후좌우
    로 각각 10회 정도 움직입니다.

③ 이번에는 백회의 요점에서 약 2센티 떨어진 곳을 전후로 10회 정도, 좌우에서 백회 쪽으로 똑같이 10회 정도 마사지 합니다.

이와 같이 마사지를 한 다음 빗으로 가지런히 빗으면 됩니다. 어느 때나 가능하지만 마시지는 잠자기 전에 실시하는 것이 좋습니다.

요통과 생리통

여성은 대부분 생리통으로 고생합니다. 생리 때의 기본 증상으로는 대부분 두통, 복통, 요통, 유방의 통증, 불쾌감, 신경예민증상 등이 나타납니다. 개인에 따라서 차이는 있지만 대부분 요통과 복통이 심하고 생리를 시작하면 2일째는 아침에 일어나는 것도 귀찮게 느껴집니다.

요통이 심할 때는 자궁내막증, 자궁염증, 자궁근종 또는 자궁전후경굴 등을 예상할 수 있습니다. 생리통이 있을 때마다 여성들이 진통제를 복용하는데, 이것은 일시적인 효과뿐이고 근본적인 치료는 되지 않습니다. 그래서 프로폴리스가 함유된 벌꿀요법을 권하고 있습니다.

프로폴리스는 벌꿀과 혼합해서 마시는 것이 먹기 쉽다

고 알려져 있습니다. 일설에 따르면 프로폴리스가 함유된 벌꿀은 로얄제리의 대체와 겸한다고 합니다. 여담으로 에베레스트산에 처음으로 등정한 뉴질랜드 등산가이며 양봉업자인 힐러리 경의 스태미나 식품은 벌꿀이었다는 얘기는 유명합니다. 비타민이나 미네랄이 풍부하게 함유된 벌꿀은 진통작용이나 마취작용이 있는 프로폴리스를 섞어 마시는 것이 체력회복을 촉진하고 생리통을 부드럽게 하는 효과가 있다는 것을 충분히 생각할 수 있습니다.

프로폴리스 함유의 벌꿀을 만드는 방법과 복용방법

벌꿀을 한 컵의 물에 플라스틱 수저로 한 스푼 넣어 잘 저은 후 프로폴리스를 3~4방울 떨어뜨려서 혼합합니다. 프로폴리스 함유의 벌꿀을 생리예정일 1주일 전부터 1일 2회(아침식사 전과 잠들기 전) 마십니다. 증상에 따라서 프로폴리스는 5~6방울로 증량해서 마시고, 증세가 호전되었다 해도 꾸준히 실시하는 것이 좋습니다.

혈액암인 백혈병이 치유되고 부작용 경감

4살 때 백혈병 진단을 받은 한 소녀는 그때부터 암과의 투병생활이 시작되었습니다. 소녀의 병명은 급성 임파성 백혈병으로 어린이의 혈액암 중에서는 가장 흔히 볼 수 있는 병이었습니다. 이 병에 걸리면 한참 장난을 칠 나이임에도 불구하고 기운이 없고 식욕이 없으며 탈수상태가 생기는 경우도 있습니다. 또한 코피가 나거나 백혈구 중 임파구가 이상증가하고 과립구가 감소되며 감염 저항력이 저하되어 열이 나는 증상이 나타납니다.

병원에서의 치료는 혈액의 흐름에 따라 온몸에 퍼진 백혈구 세포를 화학요법에 의해서 몸속 구석구석까지 약물을 침투시켜 사멸시키는 방법을 취합니다. 화학요법 치료를 위해서는 체력유지가 중요합니다. 그 때문에 몸의 상태를 가급적 빨리 개선시키는 일이 중요한 것입니다.

병원에서 실시하는 화학요법은 백혈병 세포를 죽이고 조혈기능을 정상화하는 치료인데 쉽게 효과가 나타나지 않고, 부작용 때문인지 머리카락이 빠졌습니다.

소녀는 먼저 프로폴리스를 1회에 10방울, 1일 3회(약 2그램)씩 미지근한 물에 마셨습니다. 보통 처음 마실 때는 어른도 1회에 10방울이 많은 편인데, 소녀의 경우 체력회복에 중점을 두고 양을 증가한 것입니다. 독특한 냄새가 나는 뿌연 물을 처음에는 마시지 않으려 했습니다. 그러나 프로폴리스를 계속해서 마시고 양을 15방울에서 20방울로 더 늘렸습니다. 약 1년이 지나자 모발도 새로 나고 체력이 조금씩 회복되며, 무엇보다 병원치료의 부작용이 경감되는 징후를 보이기 시작했습니다.

요즘은 소아백혈병의 약제투여 등 치료방법이 진보되었지만, 그 효과가 누구에게나 똑같지 않으며, 부작용도 만만찮습니다. 소녀가 다니고 있는 병원에서는 회복이 갑자기 빨라진 것에 대해 놀라고 있지만, 이것은 프로폴리스의 정혈작용, 항균작용 등이 복합적으로 작용해서 백혈병 세포를 억제하고 있다고 봅니다.

프로폴리스는 천연항생물질로써 탁월한 작용을 한다는 것에 다시 한번 놀라지 않을 수 없습니다. 특히 이전보다 병원치료가 고통스럽지 않다는 것은 프로폴리스의 효과라고 여겨집니다.

변비

현대인의 질병 중에 하나로 변비를 들 수 있습니다. 병이라고 하기엔 경미하고 누구에게 이야기할 수도 없는 부분입니다. 그러나 직장인, 여성, 수험생 대부분이 변비로 고생하고 있습니다. 변비는 장내 유해균을 생성하기 때문에 건강에 해롭습니다.

변비는 앉은 채 오랫동안 일을 한다든지 운동부족, 정신적인 스트레스나 식사의 부조화, 불규칙적인 생활 등이 원인이 됩니다. 선천적으로 장이 건강하지 못한 분일 경우에는 과로나 스트레스를 받으면 바로 변비로 나타나기도 합니다. 변비가 심하면 피부가 거칠어지지만 변비가 없어지거나 위장이 약한 사람이 위장활동을 잘하게 하는 것만으로도 피부는 깨끗해집니다.

프로폴리스는 장의 연동운동을 활발하게 하는 작용이 있습니다. 러시아에서는 기니피그(실험용 쥐의 총칭)의 장관에 프로폴리스 수용액을 첨가했더니 장을 지배하는 신경에 직접작용(흡수력이 강해지고 수축기가 단축 됨)을 했다는 실험 보고가 있습니다.

또 동유럽의 병원에서는 급성, 만성 대장염의 환자에게 프로폴리스(알콜 용액 30~40방울)를 사용했더니 변비에도 유효했다는 의사의 임상사례가 보고되어 있습니다.

프로폴리스가 변비에 잘 듣는 이유는 장의 연동운동을 촉진시키고 항균작용이 유효하게 작용하기 때문입니다.

장 속에는 100여종의 세균이 있다고 하는데, 이들 세균은 식물의 성분이나 장내분비물을 영양분 삼아 번식하고 있습니다. 이 세균은 장내의 유효한 균과 유해한 균, 두 종류가 있어서 인간의 생리에 큰 영향을 주고 있습니다. 장내의 비타민을 합성한다든지 소화흡수를 돕는 것을 유효균이라 하고 부패발효를 일으킨다든지 아민류, 메탄가스 같은 유해물질, 발암물질을 만드는 것을 유해균이라 부르고 있습니다.

변비가 심하게 되면 식물의 노폐물이 장내에 남아서 숙변으로 장벽에 붙어 건강을 침해하는 원인이 됩니다. 프로폴리스를 먹으면 항균작용에 의해서 장내의 유해물질을 없애는 결과를 가지고 옵니다.

위장활동을 돕고 피부미용에 탁월

변비는 미용과 건강의 적(敵)입니다. 변비가 심하면 피부가 거칠어집니다. 그러나 변비를 개선시키거나 위장활동을 잘하게 하는 것만으로도 피부는 깨끗해집니다.

깨끗한 피부를 원한다면 식사에 주의하면서 충분한 수면을 취하고 스트레스를 없애는 생활을 하는 것이 무엇보다 중요합니다. 그 중에서도 식사내용에 신경을 써야 합니다.

변비를 해소하고 피부를 아름답게 하기 위해서는 프로폴리스의 항균작용이나 장의 연동운동을 촉진시키는 활동을 기대해야 하며, 장내의 유해물질을 흡수하고 배설시키는 효과가 있는 식물섬유를 많이 섭취해야 합니다. 변을 부드럽게 하기 위해서는 야채나 수분을 충분히 취할 필요가 있습니다.

장의 연동운동을 높이기 위해서는 찬 것이나 장내에 독소를 흡수하는 식물섬유소가 필요합니다. 그래서 변비로 고생하는 사람이나 변의가 일어나지 않는 사람은 새벽에 일어나자마자 냉수 한 컵에 프로폴리스 2~3방울 떨어뜨려 3~4일 정도 마시면 됩니다. 물은 수돗물이 아닌 순수하고 깨끗한 것을 권합니다.

그리고 아침 식전에 가벼운 운동을 해서 장에 자극을 주는 것도 좋습니다. 식사 때 반찬류는 식이섬유를 많이 함유한 우엉, 당근, 무 등의 근채류나 콩나물, 버섯류, 녹황색나물, 김치 등을 포함한 식사를 하면 좋습니다. 야채를 싫어하는 사람은 토마토 주스에 프로폴리스 1~2방울을 넣어도 좋습니다.

피부와 장의 활동에는 밀접한 관련이 있어 신체내부의 병이나 이상이 있을 경우 민감하게 피부에 반영됩니다.

그러나 피부는 그 사람의 정신상태에도 관계가 있습니다. 상쾌하게 하루 하루를 보내면 혈액순환도 잘되고 자연히 피부는 더욱더 윤기가 나게 될 것입니다.

여드름 치료와 프로폴리스 첨가 화장품

루마니아에는 국제양봉대학이 있습니다. 놀라운 사실은 꿀벌에 관해 연구하는 대학교가 존재한다는 것입니다. 더구나 그 대학연구소에서는 화장품 담당자도 있고, 많은 여성연구자가 활동하는 등 꿀벌에 관한 연구에서는 동구에서도 역사가 있는 나라라고 알려져 있습니다. 루마니아에서는 벌써부터 프로폴리스 첨가 여드름 치료약이 판매되고 있습니다.

우리나라에서도 프로폴리스 첨가 화장품에 대한 관심이 높아지고 있습니다. 자연에서 얻은 것을 그대로 사용하는 것이 세계적으로 활성화되고 있어 프로폴리스와 같이 부작용이 전혀 없는, 그것도 피부에도 유효한 여러 가지 약효가 있는 민간약의 활용은 앞으로 더욱 활성화될 것으로 기대됩니다.

이미 프랑스, 독일에서는 여드름이나 피부용 크림과 대

머리 가려움증을 없애는 샴푸에 프로폴리스를 첨가한 예가 많습니다. 러시아에서는 여드름 치료제나 백발방지, 헤어 스프레이 등에 프로폴리스 추출액을 첨가한 상품이 쓰이고 있습니다.

외국에서는 왜 프로폴리스 첨가 화장품이 상품화되고 주목 받을까요? 그것은 프로폴리스의 항균작용이 피부세포에 대한 활성화작용, 항산화작용이 있어서 기미, 주근깨, 사마귀 등에도 효과가 있기 때문입니다.

프로폴리스 크림 만드는 방법

피부의 신진대사를 활발하게 한다는 프로폴리스를 이용해서 화장품을 스스로 만들 수는 없을까요? 프로폴리스 치료법을 지도하고 있는 자연미용 연구가들은 프로폴리스 크림을 만드는 방법에 대하여 다음과 같은 흥미 있는 얘기를 들려주었습니다.

"옛날부터 전해오는 자연화장품이란 것은 벌꿀, 해초, 약초 등을 주원료로 한 것이죠. 향료, 타르색소, 계면활성제, 광물유 등 석유화학물질을 함유하지 않은 화장품에는 프로폴리스를 혼합해서 사용하는 방법이 있었습니다."라고 말해주었습니다.

자연색소 그대로의 화장품이라면 프로폴리스가 갖는 세포에 대한 활성화작용이나 항산화작용도 손상되지 않습니다. 피부 본래의 작용을 손상시키기 쉬운 합성크림이 아니기 때문에 건조한 피부도, 지방성 피부도 화장이 손쉽게 됩니다.

크림은 어느 것이든 계면활성제가 들어 있습니다. 계면활성제는 피부에는 좋을 리 없습니다. 클레오파트라는 아니지만 천연 크림을 사용하는 것이 좋습니다.

피부가 아름답다는 것은 바로 건강의 상징입니다. 일상적으로 사용하는 화장품은 자연색소를 쓰는 것이 피부 관리에도 좋습니다. 특히 지방성 피부로써 여드름이 나기 쉬운 사람은 자연색소의 화장품에 프로폴리스를 혼합해서 사용하면 항균작용, 항염증작용 등 프로폴리스 약효가 효과적으로 나타납니다.

요즈음은 프로폴리스 연구가 우리나라에서도 많이 진행돼 현재 프로폴리스 화장품들이 시판되고 있습니다. 화장품업계는 발빠르게 다양한 프로폴리스 함유 화장품 등을 개발하고 있습니다. 간단하게는 화장품에 첨가하거나 식물성유지에 섞어서 사용하는 예도 있습니다.

여드름 등은 세균에 감염돼 화농할 때가 있습니다. 프로폴리스를 혼합한 마유는 그것을 예방하는 하나의 예라고 할 수 있습니다. 프로폴리스를 혼합한 마유를 이용해서 얼굴 마사지를 할 때는 잠들기 전에 안면근육의 주행(이마, 비근의 T-Zone, 안쪽 뺨, 눈 주위, 턱 등)에 따라서 합니다. 매일 계속하면 사람에 따라서는 1주일에서 10일쯤이면 얼굴에 생기가 돌며, 눈가의 잔주름이 없어지고 피부에 윤기가 흐를 것입니다.

기미와 주근깨

기미와 주근깨는 여성에게 있어서 고민 중 하나입니다. 기미와 주근깨를 없애는 것은 재발로 인해 아주 힘이 든다고 알려져 있습니다. 특히 주근깨에 대해서는 지금까지 완전한 치료법이 없다고 할 정도입니다.

그러나 프로폴리스면 그것도 가능하다는 임상사례가 있습니다. 나이가 들면(물론 젊은 사람도 가끔은 있음) 얼굴이나 손등에 갈색반점(노인성 기미)이 있습니다. 이것은 피부의 노화현상 중 하나입니다.

기미나 주근깨가 생기는 것은 멜라닌 색소가 생성되기 때문입니다. 젊었을 때는 활발한 신진대사로 인해 새로운 세포가 계속해서 생성되어 직사광선을 받아도 햇빛에 그을린 흔적이 남지 않지만, 나이를 먹으면서 남녀 모두 멜라닌 색소가 표피에 침착되어 기미나 주근깨가 남는 것입니다.

기미가 많은 사람이 주위의 조언으로 프로폴리스 혼합 마유를 만들어 얼굴에 발랐습니다. 1개월쯤 지난 후 어느 날 주위에서 얼굴에 기미가 없어지는 것 같다고 해서 거울을 보았더니, 뺨에 있던 기미가 많이 사라졌다는 것을 알게 되었습니다. 그 후에도 계속 사용하고 있으며, 손등의 갈색반점에도 발라 지금은 많이 없어졌다고 합니다.

젊은 여성의 경우, 햇빛에 그을린 뒤 기미가 남았다고 해도 프로폴리스 혼합 마유를 화장품 대신 바르면, 프로폴리스에는 혈액순환을 촉진해서 혈색을 좋게 하고 피부의 저항력을 증가시키는 작용이 있어 회복이 훨씬 빨라집니다.

그러나 프로폴리스는 피부에 침투해서 신진대사를 활발하게 하는 작용은 있지만 직접적으로 피부를 희게 하는 작용은 없습니다. 하지만 피부에 적당한 윤기를 주어서 부드러운 살결을 간직하게 하는 것은 확실합니다.

노인성 기미는 소위 과산화지방질과 관계가 있습니다.

평소에도 프로폴리스 혼합의 마유를 사용하면 기미가 생기는 것을 억제하는 것이 가능하다고 봅니다.

다음은 프로폴리스를 모두 마신 뒤 그 병에 아직도 남아 있을 몇 방울의 프로폴리스를 이용하는 방법을 알려드리겠습니다. 프로폴리스 병 속에 탄산수를 넣어서 화장수(스킨)를 만듭니다. 스킨 대신 아침저녁 얼굴에 발라 보십시오. 2~3일 후면 피부가 매끈해지는 것은 물론, 윤기가 흐르는 것을 체험할 수 있습니다.

미용제품과 병용하면 효과 탁월

예로부터 여성은 아름다움을 가꾸기 위해 여러 가지 화장품을 사용해 왔습니다.

일본 최초의 의학서인 '의심방'에는 '미인방'이라는 여러 가지 미용법이 실려 있습니다. 그 내용 중에, "안면을 가꾸는 기술로는 행인(한방에서 쓰는 약재로 살구씨의 속을 말함) 한 되, 참깨 껍질을 벗겨 가루로 빻은 것 다섯 되를 혼합해서 기름에 졸여 찌꺼기를 버리고 마자인(일명 삼씨. 한방에서 남산·공수병·변비에 쓰이는 약재) 반 되를 더 넣고 졸여서 하얗게 된 것을 얼굴에 바르면 추위에도 견디고 윤기가 나서 마치 선녀처럼 된다."라고 소개되어 있습니다. 행인은 살구씨, 마자인은 대마씨이므로 고대의 여성도 화장품을 사용했다는 것입니다. 이 연고를 현대식으로 말하면 바로 화학제품이 들어 있지 않은 순수한 천연화장품이 되는 셈 입니다.

그러면 현대 한의학에서 미용을 위해 쓰이는 것은 어떠한 것이 있는 것일까요? 그 대표적인 것이 기미, 주근깨, 여드름, 거친 피부, 검은 피부에 잘 듣는 한방 미용약 '계지복령환'이 있습니다. 이 한방약에 프로폴리스를 몇 방울 떨어뜨려 복용하면 그 상승효과로써 더욱 약효를 극대화시킬 수 있습니다.

계지복령환에 함유된 생약에는 미용을 돕는 이뇨작용이나 항균, 항염증, 항바이러스 등이 함유되어 있습니다. 다시 말하면 프로폴리스에 함유된 약효와 계지복령환은 유사한 약효가 있습니다. 동양의 한방약과 서양의 민간을 병용하면 미용효과는 한층 더 높아집니다.

계지복령환은 마시기 쉽고 가지고 다니기 편리하게 한방 엑기스제로 만들 수 있습니다. 그것을 미지근한 물에 풀고 프로폴리스 2~3방울 첨가해서 마시면 미용효과는 탁월합니다.

햇볕에 탄 습진에는 자연소재의 화장품과 섞어서

여름이 되면 햇볕에 탄 뒤 습진으로 고민하는 여성들이 많아집니다. 햇볕에 탄 뒤에 나타나는 습진의 경우, 화상의 일종으로 피부에 수포가 생기기도 합니다. 그러한 상태에서 프로폴리스를 얼굴에 바를 때 어떠한 주의가 필요한지 알아보았습니다.

프로폴리스는 알콜 도수가 높기 때문에 피부의 자극이 걱정됩니다. 이러한 피부자극을 덜기 위해 자연소재의 기름이나 화장품에 한 방울 섞어서 사용하는 것이 좋습니다. 시간이 지나면 분리되는 제품도 있기에 화장품으로써는 얼굴에 바르는 경우 올리브유가 좋다고 생각합니다. 그렇게 하면 호전반응도 걱정 없이 햇빛에 탄 뒤의 습진에 대처할 수 있을 것입니다.

불면증과 향기요법

프로폴리스에는 독특한 향기가 있습니다. 그것은 삼림의 수목이나 잎사귀에서 발산되는 휘발성분(화학성분)인 피톤치드(식물이 자기보호를 위해 발산하는 냄새로써 살균력을 지니며 삼림욕의 효과는 이 물질이 인체의 피로회복, 자율신경의 활성화 등에 작용한다고 함)가 함유되어 있기 때문입니다. 유럽 등지에서 프로폴리스가 삼림욕의 정수라고 일컬어지는 이유로 숲이 자기보호를 위해 대기 중에 발산하는 피톤치드는 인간의 마음과 몸을 회복시키는 '숲속의 정수' 인 것입니다.

그래서 프로폴리스의 냄새를 맡으면 기분이 안정됩니다. 불면증 치료제로 요즈음 각광을 받고 있는 것에는 향기요법, 아로마요법이 있습니다. 이 요법은 가급적 수면제를 사용하지 않고 자연스럽게 수면을 도와주는 것입니다.

프로폴리스의 피톤치드 효과도 이와 같이 심신의 피로를 풀어주고 편히 잘 수 있도록 유도하는 것이라 봅니다. 잠을 못 이룰 때는 먼저 프로폴리스 병 뚜껑을 열고 냄새를 맡습니다. 그리고 프로폴리스를 물에 용해해서 스프레이로 방안에 뿌리면 냄새도 없어집니다. 기분을 안정시키기 위해 냄새를 맡으며 옆으로 누운 채 심호흡을 하고, 특히 복식호흡을 천천히 되풀이합니다. 그러면 심적으로 안정이 되며 잠도 편히 잘 수가 있습니다.

심호흡을 한 뒤 손가락을 하나하나 정성껏 문지릅니다. 손가락은 내장과 관련이 있고 손가락을 문지르는 것은 건강법의 하나이며, 문지르면 잠이 올 때도 있습니다. 다시 말하면 프로폴리스 효과를 극대화시킬 수가 있습니다.

그밖에 머리 꼭대기에는 백회란 경혈이 있는데 그곳을 성냥개비 끝으로 가볍게 눌러주면 머리의 심에 짜릿한 감촉을 느낄 수 있습니다. 프로폴리스 냄새를 맡고 스스로 백회 경혈을 자극해 주면 자연히 잠이 들게 됩니다. 백회 경혈은 프로폴리스의 호전반응으로 어지러움, 귀울림, 두통 등이 생겼을 때도 좋은 효과를 나타냅니다.

불면증으로 고민하는 사람은 꼭 프로폴리스 냄새를 맡고 또 심호흡, 손가락 마사지, 백회 경혈을 자극하면 잠이 잘 오게 되어 있습니다. 잠이 안 온다고 초조해 하기 전에 취침을 위한 분위기를 조성한 뒤 프로폴리스를 활용해 주는 것이 좋습니다.

미용과 삼림욕의 효과가 있는 프로폴리스 목욕법

우리는 온천욕의 효과에 대해서 잘 알고 있습니다. 독특한 냄새로 인해 심신의 피로가 풀리고, 또 여러 가지 성분들로 인해 건강에 효과가 좋다는 것은 널리 알려져 있는 사실입니다.

온천 영향으로 가정용 입욕제가 많이 개발되었지만, 그

효과는 진짜 온천보다는 미흡합니다. 그러나 피로회복이나 보온효과 등 나름대로의 작용은 있습니다. 유황천의 독특한 향기는 긴장과 스트레스를 풀어줍니다. 입욕제가 인기인 이유는 온천작용의 효과와 더불어 그 향기로 우아한 온천기분을 즐길 수 있기 때문일 것입니다.

고대 이집트인은 약초탕을 즐겼으며 아름다운 피부를 위해 이용했다고 합니다. 그 중에서 당나귀 젖으로 채운 탕 속에 들어가서 미용과 건강(피로회복)을 유지한 사람이 바로 클레오파트라였습니다. 이밖에 빨간 장미 꽃잎을 욕조에 띄워 그 향기를 흡입하는 입욕법도 있습니다.

옛날부터 많은 사람들이 이용해서 민간요법으로 사랑을 받은 창포탕, 유자탕 등 약탕도 향기를 즐기는 입욕법이라 할 수 있을 것입니다.

향기는 기분을 안정시켜 주는 진정효과가 있습니다. 프로폴리스의 향기성분에 대해서는 계속 연구 중이지만 확실히 기분을 안정시키는 효과가 있습니다. 피톤치드는 진정효과가 있고 그것을 흡수하면 부교감신경이 높아져서 온천과 같이 아세틸콜린의 분비를 촉진시켜 줍니다.

아세틸콜린은 신경의 긴장을 풀어주고 말초혈관의 혈류를 원활하게 통과시켜 주는 작용이 있는데, 미지근한 물

속에 몸을 담그면 느긋한 기분이 되는 것은 부교감신경의 말초에서 아세틸콜린이란 물질이 다량으로 분비되기 때문입니다.

프로폴리스의 향기는 삼림 속에 있는 것과 같은 느낌을 들게 하고, 이러한 상상이 온천의 전시효과 대신하고 있는 것입니다. 피로를 풀고 입욕의 이점을 얻을 수 있는 것도 온천효과의 하나입니다.

현재까지의 사례에 의하면 프로폴리스 탕에 입욕하면, 냉증으로 허약한 사람과 전체 피부가 거무스레하고 손바닥이나 발바닥에 식은땀이 나는 사람 모두 혈액순환을 좋게 하고, 몸 전체의 긴장을 풀어주는 작용이 있어서 피부에 효과가 있다고 합니다.

미국에서는 프로폴리스가 함유된 샴푸나 여드름, 건성 피부에 사용하는 의약품이 판매되고 있습니다. 만약 목욕을 즐기는 사람이라면 프로폴리스 목욕으로 미용과 피부관리에 최고의 효과를 보게 될 것입니다.

피부흡수는 그 성분이 피부에 부착되어 있는 동안 계속됩니다. 따라서 피부에 묻은 성분을 탕에서 나오자마자 씻어버리거나 수건으로 닦으면 그만큼 프로폴리스가 갖는 유효한 작용이 약화된다고 할 수 있습니다. 그러므로 탕에서 나오면 수건을 사용하지 말고 그대로 건조시키는 것이 좋습니다.

유행성 결막염

여름철이나 이상기온으로 우리 주위에는 전염성이 강한 결막염이 유행합니다.

우리의 눈은 중앙의 각막부분을 제외하고는 결막이란 막으로 싸여 있고, 이 결막은 눈의 가장자리에 붙어 있어서 염증이 일어나기 쉽습니다. 눈이 충혈되고 빨개지며 눈곱이 많이 끼는 증상이 결막염입니다.

결막염은 눈에 세균이 들어가서 생기거나 광학스모그, 겨울의 눈(雪) 반사, 여름의 강한 태양광선 등이 원인이 되는 경우도 있습니다. 유아나 초등학생 등 대부분 어린이들이 잘 걸리는 유행성 결막염은 수영장에서 잘 전염되기 때문에 풀(pool)성 결막염이라 부릅니다. 그러나 이것은 아데노바이러스에 의한 것으로 결막염뿐만 아니라 각막염도 일으키는 일이 있습니다.

백안이 충혈되며 굴러다니는 듯한 이물질이 느껴지고, 눈물이 많이 나는 것이 그 시초입니다. 병원에 가면 항생물질의 연고나 점안 약을 주며 1~3주간 투여하지 않으면 안 되는데, 유행성 결막염에 걸리면 유치원이나 학교는 쉬게 하고 집에서 편히 지내게 해야 합니다.

염증이 심할 때는 목욕도 절대 금해야 합니다. 그러한 증세가 있는 어린이에게는 안과치료와 병용해서 사용할 수 있는 것이 프로폴리스입니다. 프로폴리스의 장점 중 하나가 천연물질이기 때문에 병원치료와 병용해도 부작용이 없다는 것입니다. 이는 많은 체험사례에서 알 수 있는 것입니다.

프로폴리스가 스프레이식으로 되어 있으면 안약을 넣는 것보다 간단히 뿌릴 수 있어 사용이 간편합니다. 눈에 사용할 때는 잘 스며들기 때문에 아주 묽은 용액을 사용해야 합니다. 프로폴리스의 항균작용, 염증을 억제하는 항염증 작용으로 충분히 좋은 결과를 얻을 수 있습니다.

담배와 폐암 – 애연가는 필터에 한 방울만

여기서 질병치료와는 직접 관계가 없지만 암과 직접적인 연관이 있는 담배에 관한 이야기를 하겠습니다. 담배를 비롯한 석유 등 화학연료의 연소에 의해 발생하는 타르라는 화합물이 있습니다. 타르는 발암물질로 분류되어 있는데, 그 예방에 프로폴리스가 유효하게 작용하는 것을 소개하겠습니다.

40세 이상을 '암 연령 세대'라고 하며 암은 다른 어떤 성인병보다 무서운 것 중에 하나입니다. 암은 유아에서 노인까지 폭넓은 연령층에 발생하고, 고령화되면서 암 진행의 위험성이 높아집니다. 아무튼 암에 대한 지식을 갖는 것이 이 병에 대한 최대의 예방이기도 합니다. 그 중 하나가 담배와 암과의 관계입니다.

흡연과 폐암과의 관계는 지금도 연구 중이지만 담배를 피우는 양의 증가에 따라 폐암에 걸리는 위험성이 높다고 합니다. 그러나 골초라도 일생동안 폐암에 걸리지 않는 사람도 있지만, 의외로 담배를 피우지 않는 사람 등 간접흡연으로 인해 폐암에 걸리는 경우가 있습니다.

현대의학이나 의료기술 등의 발달로 조기발견 및 치료로 인하여 암을 근본적으로 치료하게 되었습니다. 그리고 스스로의 예방과 조기발견으로 암을 극복한 사람도 많습니다. 그런 관점에서 담배에 함유되어 있는 타르화합물을 조금이라도 줄이는 것이 암 예방책의 하나인지 모릅니다.

필터 담배를 피워 본 사람은 필터의 흰 부분이 다갈색으로 변하는 것을 볼 수 있을 것입니다. 담배를 피우기 전 필터의 앞부분에 프로폴리스를 한 방울 떨어뜨려 피우면 다갈색으로 변하는 필터가 거의 변하지 않는 것을 경험하게 됩니다. 지금 경험해 보십시오.

이 현상은 필터에 흡수된 프로폴리스가 얇은 막을 형성해 타르화합물을 흡수해 버리기 때문입니다. 필터에 프로폴리스를 떨어뜨려 피우면 담배 맛은 다소 변하지만 건강을 조금이라도 염려 한다면 견딜 수 있는 정도입니다.

일설에 따르면 프로폴리스에 함유된 플라보노이드는 체내에 들어가 타르화합물이 활성화하는 것을 막고 암을 예방하는 작용이 있다고 합니다. 아무튼 담배를 지나치게 피우지 않도록 주의해야 하는 것은 물론이지만, 담배를 피워야 한다면 타르화합물을 필터단계에서 거의 제거시키는 프로폴리스를 이용해 볼 것을 권합니다.

치조농루 예방과 프로폴리스 치경(齒莖) 마사지

치조농루가 경증이면 그 예방에는 치경 마사지가 좋다는 것은 많이 알고 있습니다.

치경 마사지는 엄지와 인지에 청결한 가제를 두르고 두

손가락으로 치경 전체를 강하게 압박합니다. 이때 거즈에 프로폴리스를 1~2방울 떨어뜨려 배어들게 합니다. 염증이 있을 때는 통증이 있지만 마사지는 약 1분 정도 계속해야 합니다.

서구에서는 옛날부터 프로폴리스의 살균력, 염증을 억제하는 항염증작용을 활용해서 구내염, 설염, 치은염, 치통, 치주염 등 입안의 모든 병, 특히 치경강화나 소독에 사용되어 왔습니다.

중국에서도 옛날부터 치조농루의 묘약으로써 화학성분도 프로폴리스와 같은 플라보노이드 화합물인 '노봉방(露蜂房)'을 사용했습니다. 노봉방은 벌집이란 뜻으로 여기에 대해 중국 고대의 '약물강목'에서 언급하고 있습니다. 세부적으로는 말벌집을 말하는 것으로써 그 책에서는, "이 봉방은 수목 속, 혹은 땅 속에 많이 존재하는 지금의 노봉방이란 것이다. 이것을 만드는 벌은 황흑색으로 길이는 1촌(寸) 정도의 크기로 소나 말, 사람이 독침에 쏘이면 죽을 정도로 앓는다."라고 적혀 있습니다.

'약물강목'에서는 그 독의 지독함을 말하고 있고 또, "노봉방은 외과, 치과, 기타의 병에 사용한다. 어느 것이나 모두 그 독으로 공격하고 벌레를 죽이는 효력도 같이 사용하고 있다."라고 용도를 설명하고 있습니다.

몸에 병이 있을 때는 치조농루가 낫기 어렵습니다. 그럴 때는 몸의 증상을 먼저 치료하면서 치경증상도 낫게 하도록 해야 합니다. 옛날부터 동서양을 막론하고 벌집에서 채취한 약을 사용한 것은 놀라운 일이지만, 프로폴리스의 원액은 치통을 진정시키고 치조농루나 치경강화에 이바지합니다. 또 프로폴리스로 치경과 함께 치아를 닦으면 치아가 하얗고 아름답게 된다고 합니다. 치아 때문에 고민인 독자는 꼭 한 번 시험해 보기 바랍니다.

충치 · 치육염의 통증

우리가 일상에서 견디기 힘든 통증 중에 충치로 인한 치통을 들 수 있습니다.

충치는 그냥 두면 자연히 치료되는 것이 아니기 때문에 적극적인 예방책이 중요한데, 충치의 통증을 가라앉히기 위해 프로폴리스를 사용합니다.

외국의 사례에 의하면 프로폴리스에는 항염증작용이나 마취작용이 있어 치통에 효과가 있다고 합니다. 치통으로 고생한 사람이 프로폴리스 원액을 손끝에 발라서 충치의 아픈 부위의 치경에 강하게 비볐더니 30분이 지나지 않아 점점 통증이 사라졌다고 했습니다.

프로폴리스를 직접 손에 묻혀 치경까지 비벼도 되고, 핀셋에 탈지면을 끼워 프로폴리스액을 묻혀 직접 통증부위에 발라도 좋습니다. 그 다음에는 아픈 부위 주변의 치경에 비비면 통증이 점점 가라앉을 것입니다.

치질

치질 통증은 경험자가 아니면 모를 정도로 고통이 심하다고 합니다. 치핵의 통증이나 출혈을 멈추기 위한 방법으로 프로폴리스와 마유혼합 연고는 대단한 효과가 있습니다. 프로폴리스는 진통, 항염증, 살균 그리고 육아형성에 효과가 있기 때문입니다. 마유는 피부에 잘 흡수될 뿐 아니라 퍼지는 힘이 좋아서 프로폴리스만 사용하는 것보다는 혼합한 연고가 좋습니다. 이 방법을 건강과 관련 있는 잡지사 기자에게 권했더니 곧바로 건강식품점에서 프로폴리스와 마유를 구해서 실험해 보았다고 합니다.

"아주 효과있는 방법입니다. 목욕 후 인지로 환부에 발랐습니다. 다음날 아침 배변 후에 느꼈는데 치핵이 나와 있지 않았습니다. 평상시 같았으면 통증이 심해서 화장실에 가는 것조차 겁났습니다만.......”

2~3일 후에 전화가 왔는데 활기찬 목소리로 이렇게 말했습니다. “원고를 쓰거나 자료를 수집하는 등 하루종일 앉아서 일하기 때문에 변비가 생긴 것 같은데, 그것이 치질이 되었습니다.” 그의 고통이 프로폴리스를 사용한 후 즉시 사라졌다는 기쁨에 넘치는 전화였습니다.

빨리 나타난 효능에 놀랐지만 치질은 되풀이해서 나타나기 때문에 안심하지 말고 계속해서 발라야 한다고 말했습니다. 또 변비가 생기지 않도록 섬유질의 야채를 충분히 섭취하도록 했으며, 상태에 따라서는 한방약을 복용하도록 충고했습니다.

기자의 경우 치질 때문에 생긴 항문 주위의 염증, 통증, 출혈 등은 프로폴리스의 약효가 유효하게 작용한 좋은 예라고 할 수 있습니다.

악성 신경통

여성의 경우 호전반응은 두드러기나 습진이 생기는 경우가 많습니다. 여성에게 많은 증상이나 사용법, 그리고 호전반응에 대해서 필요한 것만 간추려 소개하겠습니다.

악성 신경통으로 입퇴원을 되풀이한 50대의 주부는 캅셀과 액체상태의 프로폴리스를 사용했더니 1개월쯤에서 서혜부(불두덩 옆에 오목하게 된 곳)에 땀방울 같은 습진이 생겨 가려워서 혼났다고 합니다. 그 습진은 3주간 계속되다 차차 나아져서 3개월 후에는 지팡이를 집고 혼자서 걸을 수 있게 되었고, 또 1년 후에는 지팡이 없이 걸을 수 있게 회복되었다고 합니다.

호전반응은 여러 가지로 정말 특이하게 나타나는 경우가 많습니다. 그러나 괴로운 기간을 극복하면 호전되어 치유되는 것을 보면 프로폴리스 약효의 신비성에 다시 한 번 놀랄 수 밖에 없습니다.

칼에 베인 상처와 애완동물에게 긁힌 상처

베인 상처나 찰과상의 경우는 바로 프로폴리스를 발라도 좋습니다. 처음 바를 경우 일시적으로 아리고 따가운 증상에 고통은 있지만, 순간을 극복하면 편안한 상태가 됩니다. 프로폴리스를 바르면 살균작용과 함께 상처에 세균 침입을 막는 얇은 막을 펴서 효과가 증가되게 됩니다.

프로폴리스는 염증을 억제하는 효과도 있습니다.

요즈음은 그 어느 때보다 애완동물에 대한 관심이 높아지고 있습니다. 애완견 카페도 생겨나고 애완용품이 불티나게 팔리고 있다는 소식을 접하고 있으니 실감이 납니다. 애완동물을 집에서 기르다 보니 자연히 여러 가지 문제가 발생합니다. 그 중에 고양이에게 긁힌 사람이 많은 요즘 치료에 효과가 있는 프로폴리스를 권합니다.

고양이에게 손등을 긁혔을 때, 프로폴리스 원액을 환부에 직접 발라 보십시오. 프로폴리스의 항균과 피부재생작용으로 환부가 깨끗하게 치료됨을 경험할 수 있습니다. 물론 처음에는 시리고 아프지만 흉터 없이 나을 수 있다고 생각하면 참을 만한 고통입니다.

프랑스 파리대학 의학부에 소속된 임상의사 도나듀 박사는 그의 논문 '자연요법에 있어서의 프로폴리스'에서 프로폴리스의 피부관계 응용에서 타박상, 베인 상처, 동상, 손발 튼 데, 햇볕에 그을림, 화상, 습진 등에 유용하다고 말했습니다.

이 논문은 세계적인 양봉연구가나 의사들의 심포지엄에 자주 등장합니다. 이러한 연구논문들이 프로폴리스의 효과를 입증하고 응용할 수 있는 힘을 주는 자료들입니다.

그리고 프로폴리스의 성분작용에 대해서 거듭 놀라게 됩니다.

과실주와 프로폴리스

병·의원에서 주는 양약과 프로폴리스는 채취성분이 달라서 과실주를 병용해도 부작용은 없고, 효과가 약화되는 일이 전혀 없으니 안심하고 병용해도 됩니다.

우리가 일상생활에서 여러 가지로 응용하는 것 중에 매실이 있습니다. 최근 매실의 연구결과 발표로 다양한 상품들이 쏟아져 나오고 있습니다. 그 중에서 우리나라 전통의 매실 이용법으로 각광받는 것이 매실주입니다.

매실주는 피로회복이나 여름에 더위 타는 것을 막아주는 효과가 있는 것으로 알려져 있습니다. 그 효과는 옛날부터 여름을 타는 사람들의 예방주, 만병에 효과가 있다고 해서 마시고 견비통에도 좋다고 합니다. 매실주에 함유되어 있는 구연산이란 물질이 견비통 증상의 원인이 되는 근육 속의 유산을 혈액 속에서 쉽게 용해시켜 주기 때문이라 합니다. 매실주를 마실 때 소주잔 한잔에 프로폴리스 한 방울을 넣어서 마셔보십시오. 프로폴리스에는 정혈작용이 있고 혈액순환도 잘되는 작용이 있기 때문에 매실주의 상승효과가 나타납니다.

악취와 숙취 예방

직장인들은 업무의 특성과 스트레스로 한 잔씩 하게 되는 경우가 많지만, 자리에 따라 과음하지 않으면 안 되는 상황도 있습니다. 그럴 때마다 프로폴리스를 적절하게 이용하면 많은 효과가 있다고 합니다.

업무상 술을 마셔야 하는 경우가 많은 사람은 프로폴리스를 술잔에 한 방울씩 떨어뜨려 마시면 취기가 평소보다 늦게 돌기 시작한다고 합니다. 프로폴리스를 술에 섞으면 술 색깔이 뿌옇게 되어 술맛은 변하지만 취기는 변하지 않으며, 악취나 숙취가 전혀 없습니다. 신체기능을 회복해 가면서 주량을 조절하기 위한 프로폴리스의 사용은 하나의 심리작전으로서도 효과적이라 생각합니다.

공기청정기, 에어컨 필터에 사용해 실내공기정화

프로폴리스에는 살균작용이 있고 삼림욕의 효과를 얻을

수 있는 피톤치드가 있습니다. 이러한 유효성분들은 건강한 생활을 지키기 위해서는 크게 활용하고 싶은 것입니다. 여기 좋은 예를 소개하겠습니다.

고도의 성장에 의하여 인간의 생활은 윤택해지나, 천연의 자연환경은 자동차의 배기가스나 소음, 공장에서 내뿜는 이산화탄소로 인하여 공해로 오염됩니다. 갈수록 도시는 밀폐되어 가고 녹지는 사라집니다.

대도시에서는 아파트가 증가하고 주거의 기밀성, 독립성도 높아지기 때문에 집안의 통풍이나 환기를 인공적으로 하지 않으면 호흡하기가 곤란하고 쾌적한 환경을 확보하기 어렵게 되었습니다.

통풍이나 환기가 나쁜 주거환경은 습기나 곰팡이, 진드기가 발생해서 집의 수명뿐만 아니라 인체에도 나쁜 영향을 미치고 있습니다. 실내 공기를 주로 오염시키는 원인은 담배연기, 먼지, 진드기똥, 곰팡이 포자뿐만 아니라 알레르기, 화분증의 원인이 되는 화분이나 세균 등도 포함됩니다.

실내의 탁한 공기를 흡수하는 것이 바로 에어컨이나 공기청정기의 필터입니다. 공기청정기에는 접근기능이나 탈취력이 강하고 숲 냄새를 풍기는 장치들이 붙어 있습니다. 이 필터 부분에 프로폴리스 원액을 중앙과 네모진 가장자리에 뿌려놓으면, 필터에 붙은 실내 오염원들이 살균되고 냄새도 좋아지며 공기 그 자체도 깨끗해집니다.

가습기와 향기요법

실내가 너무 건조하면 목이 상한다든지 코나 눈이 마르면 불쾌한 증상이 생기는데, 건조한 피부를 가진 여성은 특히 피부가 거칠어져 화장이 잘 받지 않습니다. 실내 건조는 유아의 건강에도 좋지 않고 특히 겨울철의 과잉난방은 실내를 건조하게 만들어 가습에 신경을 쓰게 됩니다.

실내에서 난방기구를 사용할 경우, 가습기 일체형이 있는데 그곳에 물을 넣고 프로폴리스를 떨어뜨립니다. 물론 가습기를 쓰는 가정에서도 마찬가지입니다. 프로폴리스 양은 방의 크기나 가습기 속에 들어가는 물의 양에 따라 다르지만, 3~5평의 방에서 쓰는 가습기일 경우는 물 속에 5~6방울, 5~8평의 방에 놓는 가습기는 10방울 정도면 적당합니다.

프로폴리스 향기는 건조한 실내에 적당한 습기와 방향을 풍겨주어서 여러 가지 효과를 올리자는 것입니다. 가습용 접시나 가습기로부터 뿜어 나오는 프로폴리스의 향기를 흡수하면 자신도 모르는 사이에 목구멍이나 코의 점막에 스며들어 불쾌한 기분을 제거해 주고 건성 피부도 윤기가 나게 해 줄 것입니다.

프로폴리스의 살균작용이 방안에 있는 세균이나 화분증의 원인이 되는 화분이나, 포자 등을 없애버리는 효과가 있다고 보아야 할 것입니다. 그러한 기분에 젖는다는 것은 정신적 안정과도 관계가 있어 한마디로 부정할 수가 없는 것입니다. 또 분무기에 묽은 프로폴리스(보통 한 컵의 물에 7방울 정도의 프로폴리스를 첨가)를 넣어 분무하면 실내의 향기도 좋고 공기도 깨끗해집니다. 겨울에는 습도를 조절하는 효과도 있습니다.

우울증 · 불면증

프로폴리스의 여러 가지 약효와 그 작용에 대해서는 아직까지도 연구대상이라 봅니다. 그러나 향기가 병 치료역할을 한다는 것은 중국이나 인도, 유럽 등지에서도 옛날부터 사용하고 있었던 것입니다.

프로폴리스의 향기는 처음에는 코를 찡하게 하는 자극

을 주어 적응하기 어려운 사람도 있을지 모르겠습니다. 그러나 2~3회 냄새를 맡다보면 금방 익숙해집니다.

사실 프로폴리스는 우울증이나 불면증에도 효과가 있습니다. 절에서 나는 특유의 향냄새는 놀라운 정신안정제가 된다고들 합니다. 이렇게 말하면 마치 종교적인 색채를 띠고 있는 것 같아서 싫어하는 사람도 있을지 모르겠으나 냄새나 향기 같은 것을 활용하는 원시적인 감각은 인간의 감정에 직접 작용해 자율신경에도 영향을 줍니다.

인간의 5감각(시각, 청각, 후각, 미각, 촉각) 중 후각이나 촉각은 더욱 원시적인 감각이기에 인체내부의 영향도 크고 자율신경에도 크게 작용해서 정서나 감정에 직접 이어지므로 싫은 냄새는 심적 불쾌감을 주고 토기 등으로 인해 자율신경에 반응을 일으킵니다. 반대로 상쾌한 냄새는 안정을 주고 불안이나 스트레스 등으로 인한 불안정한 정신상태를 해소시키는 역할을 합니다. 프로폴리스의 향기가 치료에 보탬이 된다고 하는 것은 이런 이유들입니다.

승려 일휴선사는 '향기십덕 속에서 귀신도 감동하고, 심신을 청정하게 한다'며 향기의 효과를 강조했으며, 한 향연구가는 '향기의 십효'라 하여 다음과 같은 내용을 말하고 있습니다.

① 사색을 깊게 하고 우아하게 한다.

② 정신을 안정시킨다.

③ 마음을 청정하게 한다.

④ 감수성을 높인다.

⑤ 풍요로운 환경을 만든다.

⑥ 사랑하는 마음이 생긴다.

⑦ 고독에서 벗어난다.

⑧ 방부, 살균작용을 한다.

⑨ 소량으로 충분하다.

⑩ 항상 사용해도 부작용이 없다.

오랜 인류의 역사 속에서 향기는 어느 시대에나 그 나름 대로 사용해 왔으며, 프로폴리스 향기를 고대 희랍, 로마 인들은 화장용으로 훌륭하게 응용했습니다. 이와 같은 것을 생각하면 프로폴리스 향기의 응용은 간단한 심리효과를 뛰어넘어 치료효과까지 기대되는 것이라 생각됩니다.

마스크에 응용하면 비염과 두통 해소

고대 중세유럽에서 콜레라나 기타 전염병이 크게 유행

했을 때 많은 사람들이 병을 이기지 못하고 쓰러졌습니다. 그 중에서 희생이 가장 적은 직업군은 향료업에 종사한 사람들이었다고 합니다. 이것은 향료의 원료인 식물의 정유류에 강력한 살균력이 있었기 때문이라고 생각됩니다. 방향요법은 이러한 것에서 발전했는지 모릅니다.

협심증치료에 아초산아밀의 냄새를 맡게 하는 방법이 있습니다. 코로 냄새만 맡게 하면서 심장의 관상동맥의 경련을 해소시키고 협심증의 괴로움에서 벗어나게 하는 것을 생각하면 극히 소량의 물질이 놀라운 효과를 나타낸다는 사실에 놀라움이 앞섭니다.

이와 같이 프로폴리스로 응용할 수 있는 것 중에는 비염이나 두통 등의 증상을 해소시키며, '향기의 십효'에도 있듯이 정신을 안정시키고 마음을 청정하게 하는 작용을 하기도 합니다. 본래 감기증세에 두통을 동반하는 사람이나 화분증이 심한 사람에게는 마스크용법을 권하고 있는데, 마스크에 프로폴리스 1~2방울을 적셔서 사용하는 방법입니다. '향기의 십효' 효과가 있으며 실제로 해보면 프로폴리스의 알콜 용액을 그대로 쓰는 것보다 이것을 물로 묽게 해서 가제에 묻히는 것이 좋다고 생각합니다. 마스크를 쓰면서 프로폴리스 향기를 만끽하십시오.

꿀벌이 만들어 내는 산물에는 벌꿀과 로얄제리, 그리고 프로폴리스가 있습니다. 벌꿀은 말할 것도 없고, 로얄제리에 대한 여러 가지 효능은 이미 잘 알려져 있습니다. 로얄제리보다 더 효능이 탁월한 것이 프로폴리스입니다. 건강에 대한 연구를 꾸준히 하고 있는 어떤 분은 많은 자료와 연구결과, 보고서의 내용보다 더 탁월하다고 여기는 것이 바로 프로폴리스라고 했습니다.

제 4 장
프로폴리스에 대한 Q&A

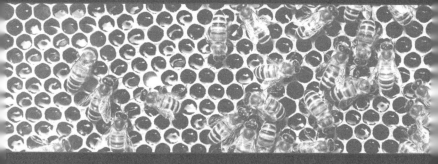

Propolis Miracle

프로폴리스 제조 · 판매업자의 현주소

프로폴리스는 꿀벌이 벌집표면이나 내부에 만들어 놓은 산물입니다. 로얄제리나 벌꿀은 꿀벌을 사육하고 있는 양봉가가 만들고 있지만, 프로폴리스 만을 만드는 업자는 극히 소수라고 알려져 있습니다.

1995년 이후 국내에서도 '21세기 마지막으로 남은 미개척 생약'으로 불리는 프로폴리스를 추출하는데 성공, 이를 이용한 제품이 생산되고 있습니다. 업자에 따라서는 채밀이나 유통문제 등을 고려해서 프로폴리스원액을 외국에서 직접 수입하기도 합니다.

프로폴리스의 주요 생산국은 브라질, 호주, 중국 등이며, 이러한 나라에서 직접 수입한 프로폴리스원액으로 제조 · 판매하는 회사 또는 프로폴리스에 관심을 가진 기업 등이 모여서 협회도 구성되어 있습니다. 현재는 국내 양봉업자와 연구가들이 국내산 프로폴리스의 효능에 대하여 많은 연구를 거듭하고 있으며, 생산량을 늘리기 위한 방법도 모색되고 있습니다.

프로폴리스에는 여러 가지 효과와 작용이 있는데, 그 중에 하나인 세균억제효과를 이용해서 현재 많은 연구가 진행되고 있습니다. 예를 들면 종자의 보존, 묘목의 보존 등 농업·양식업관계, 실내의 공기청정, 건축자재의 소재강화 또는 어류나 생체의 포장재 등입니다. 프로폴리스의 연구개발을 시작하고 있는 업계는 의약, 화장품, 건강식품, 식품, 공업 등 업종을 불문하고 다양하다고 합니다.

서구에서는 의약품인데 우리는 왜 건강식품인가

앞에서도 여러 가지 증상이나 병에 프로폴리스가 유효하게 사용되어져 전문의도 놀랄 정도의 효과가 있다고 했습니다. 지금까지의 체험에서도 그 약효가 여러 가지로 높다고 소개를 했으며, 또한 국내 연구진과 외국에서의 체험사례나 의약품으로서 제조, 판매되어 많은 사람들이 이용하고 있다는 예도 소개했습니다. 그런데 '이토록 놀라운 효능이 있음에도 불구하고 왜 약용이 아닌가' 하는 소박한 의문이 생기는 것은 당연한 일입니다.

중국에서 시작한 한방치료법은 2천 년의 역사를 가지고 있으며 우리나라에서도 오래 전부터 한방연구가 진행되어 왔습니다. 프로폴리스가 주목을 받게 된 것은 몇 년에 불과해 역사는 짧지만 체험사례도 많고 더구나 외국에서는 의약품으로 취급받고 있는 것이 약으로 인가되지 않은 것은 이상하다는 의문도 생기는 것입니다.

우리가 잘 알고 있는 양약은 약효가 즉각적이나 부작용이 있어서 그 점을 확인하고 안정성을 충분히 고려하지 않으면 안 됩니다. 그밖에 투여량, 복용방법, 부작용예측, 알레르기 유무, 안정성조사, 동물실험, 임상실험 등을 포함해서 다각적인 검토를 하지 않으면 안 되기 때문에 막대한 자금, 인원, 상당한 기간이 필요합니다. 그러므로 약으로 인정받기 위해서는 필요한 자료를 갖추어야 하는데, 개인으로서는 무리입니다. 국내 양봉업자들의 자금력, 인재, 설비 등을 생각하면 엄두도 내지 못할 실정입니다.

그러나 프로폴리스가 민간약, 민간요법으로 질병이 치유되고 있는 체험사례가 많은 것은 사실입니다. 이런 것을 종합적으로 생각해 보면 건강보조식품이라 해도 프로폴리스에 의한 체험사례는 확실한 것이므로 그 사실을 능가하는 그 어떤 것도 없다고 생각해도 좋을 것입니다.

프로폴리스의 등급과 품질의 차이를 판별하는 방법

국내에서 프로폴리스를 추출, 상품화하기 전에는 원액

의 대부분을 외국에서 수입했습니다. 수입회사나 판매회사에 문의하면 산지에 따라 품질에 다소 차이가 있다고 하지만 그것은 프로폴리스의 성분 차이라고 합니다. 그동안 업계에서 가장 많이 수입한 것은 브라질산이며 중국, 호주산 순으로 이어집니다. 그밖에 프로폴리스의 생산국으로는 아르헨티나, 칠레, 우루과이, 멕시코, 미국, 영국이 있습니다.

원산지에 따라서 품질의 차이는 생깁니다. 운송비 등의 가격 면에서도 차이가 있습니다. 산지에 따라서 프로폴리스 성분의 분석결과나 꿀벌이 채집해 오는 성분도 연구되고 있는데, 국내산을 제외하면 유칼리나무에서 채취한 브라질산 프로폴리스가 품질 면에서 좋다는 얘기들을 합니다.

프로폴리스를 생산하는 회사에서는 어느 나라의 프로폴리스 원액을 사용하느냐에 따라서 품질에 차이가 있고, 또 운송 등의 원가비용을 감안해서 볼 때 프로폴리스는 여러 가지 차이가 생길 수 있습니다. 그래서 좋은 상품을 선택하는 것이 중요하다고 할 수 있습니다.

일반적인 방법으로 알고 있는 것은 프로폴리스의 품질이 좋지 않으면 그 효과가 약하다거나 강하다는 증상이

있는 것 같습니다. 예를 들면 프로폴리스를 마시니까 목
구멍이 거칠어진다든지 피부가 거칠어지는 경우가 있습
니다. 또 입술에 수포가 생겼다는 호전반응과는 전혀 다
른 증상들이 나타날 경우도 있습니다. 이러한 증상들이
생겨서 당황하는 경우도 많은 것 같습니다.

그것을 확실하게 판별하는 방법은 프로폴리스 원액의
원산지와 관계가 있는 '좋은 프로폴리스의 선택방법'을
참고하기 바랍니다.

좋은 프로폴리스의 선택방법

좋은 상품이란 '품질을 좋고 안심하고 사용할 수 있는
믿을 수 있는 제품'이란 것으로 그것을 판단하는 방법은,
① 산지표시가 기재되어 있는가 ② 용기는 무엇으로 되어
있는가 ③ 제조, 판매업자 명이 기재되어 있는가 ④ 가격
에 매혹되지 않을 것 등입니다.

첫째, 제조회사나 판매회사입니다. 프로폴리스 원액의
생산국이 어딘가에 따라 품질이 달라지기 때문에 조악품
도 나돈다는 것입니다. 어떤 것이 조악품인지 사용해 보
지 않고는 모르는 부분도 있는데 그것을 판별하는 기준은

원산지명이 확실하게 표시되어 있는 것이 첫 번째 요점이 됩니다. 제조회사는 어느 나라의 프로폴리스 성분이 좋다는 것을 잘 알고 있지만 우리는 그것을 잘 모릅니다. 그 원산지를 표시하지 않은 회사의 상품은 가급적 피하는 것이 좋지 않을까 생각됩니다. 또한 브라질산이라 해도 최상품의 제품은 투명하고 찌꺼기가 없으며 향이 깨끗하다고 합니다.

둘째, 용기의 문제입니다. 어느 생산회사의 얘기로는 프로폴리스 원액은 플라스틱 용기에 넣으면 성분이 변한다고 합니다. 플라스틱 용기는 합성수지로 만들어지는데 페놀수지, 또는 비닐계수지 등은 프로폴리스 성분과는 잘 맞지 않는다고 알려져 있습니다. 그래서 현재 시판되고 있는 상품 중에 가장 많이 사용되는 용기는 자외선을 차단하는 제품입니다. 특히 유리제품에 들어 있는 프로폴리스는 품질이 안전하고 보존하는 데도 좋습니다. 특히 휴대하기 쉬운 유리제품 스프레이 용기도 시판되고 있습니다.

셋째, 제조·판매회사입니다. 용기나 포장 또는 설명서에는 제조, 판매회사의 이름이 기재되어 있고 주소나 전화번호가 있습니다. 그 중에는 회사명은 있어도 주소와 전화번호가 없는 상품이 있습니다. 이러한 상품은 사용설명도 불만족스럽고 상품을 사용하는 도중 일어나는 호전반응 등에 대해서 문의할 수도 없습니다. 만약 최상의 품질로 최고의 제품을 만들었다면 끝까지 이용자의 입장에서 설명하고, 궁금증을 풀어주는 데 최선을 다할 것입니다.

넷째, 가격입니다. 프로폴리스 가격은 천차만별입니다. 가격이 싼 것도 있지만 자세히 살펴보면 저렴한 대신 용량이 적을 수도 있습니다. 또한 원액의 함량에 따라 그 값이 달라집니다. 용량과 원액의 함량은 프로폴리스 선택에 있어서 아주 중요한 요소로 작용하고 있습니다. 때문에 무작정 값이 싸다고 선택할 것은 아니며 실제로 구입하기 전에 여러 회사 제품을 비교해 보는 것도 좋은 방법이라고 생각합니다.

프로폴리스를 사용 못하는 증상은 없는가

프로폴리스는 부작용이 전혀 없다는 점에서 거의 문제가 없고 여러 가지 증상이나 병에 복용할 가치가 충분히 있다고 생각합니다. 거의라고 말한 이유는 사용해서 이전보다 병상이나 병이 악화되었다는 말을 들은 적이 없기 때문입니다. 그러나 그 중에는 품질이 좋지 않은 것을 복용하거나 피부에 발라서 나쁘게 되었다는 예가 있는 모양입니다. 또 수많은 병 모두가 치료되었던 예가 있었던 것은 아닙니다.

아무튼 프로폴리스의 항균작용 등 여러 가지 작용이 각종 증상이나 병에 좋은 효과를 가져다준다는 것은 알고 있어도 많은 환자에게 권한 예는 아직 그렇게 많지 않기 때문에 어떠한 증상, 어떠한 병에 좋다고 단정할 수는 없습니다. 그러나 외국의 대학병원이나 연구실 등의 증상보고나 성분분석결과 등을 보면 확실히 식용으로써 빵이나 과일 등에 벌꿀을 발라먹어도 건강증진에 효과가 있고 그 결과 체력, 질병회복에 효과가 있다고 합니다. 그러므로 벌꿀과는 비교할 수 없는 탁월한 제품이 프로폴리스이기 때문에 먼저 자신의 체질이나 증상변화를 살피고, 프로폴리스 양을 증감하면서 계속하는 것이 좋다고 생각합니다.

효과적인 사용법과 적정량은 있는가

본문 중에 체험사례로써 사용법이나 분량문제를 취급한 부분이 있습니다. 따라서 알레르기성 피부염이나 화분증이 치유된 예는 그 사람에게 꼭 맞는 방법과 양이지만, 다른 사람에게도 그대로 적용되는 것은 아닙니다. 그것은 어디까지나 참고적인 것이라고 생각해 주기 바랍니다.

어떤 사람은 하루에 3~4방울, 1일 3회 복용해서 효과가 나타나지만 개개인의 체질이나 상태(열이 높고 낮음, 위가 좋은 사람, 피부가 강하고 약함)에 따라 증상도 다르기 때문에 어느 것이 정확한 사용방법이고, 어느 증상이나 병에 적량이라고 하기는 어렵습니다. 이것은 다만 프로폴리스에 한정된 것이 아니라 한방약에서도 그 사람의 체질에 맞게 생약을 조제하기 때문에 양에 대한 올바른 사용법은 한 방울의 소량으로 시작하는 것이 좋을 것입니다.

프로폴리스 액의 효과적인 사용법으로는 벌꿀에 몇 방울 떨어뜨려서 빵이나 과일에 발라서 먹는 방법이 일반적입니다. 마실 때는 빈 컵에 프로폴리스 원액 1~2방울을 떨어뜨려서 미지근한 물에 섞으면 뿌옇게 엷은 노란색으로 변하고 수면에 엷은 막이 뜨는 경우가 있는데, 이것은 성분의 일부이기 때문에 걱정할 필요가 없습니다. 그밖에 우유에 넣어도 좋고 벌꿀이나 로얄제리와 섞어서 마시는 사람도 있습니다. 또 주스와 혼합해도 좋습니다.

그러나 적응기간이 끝나고 프로폴리스를 음미하게 되면 원액을 물에 타서 마시는 것이 좋습니다. 가장 간단한 음용법이며, 프로폴리스 자체의 여러 가지 효능들이 혼합 상태가 아니라 순수한 상태로 우리 몸속에 전달되기 때문입니다.

적정량은 스스로 마셔 보고 호전반응이 강하게 나타날 때는 양을 줄인다든지 1주에서 열흘정도 계속해도 증상이 개선되지 않으면 양을 증가해 가며 조절합니다. 예를 들어 하루에 3방울이면 5방울로 증가하고 다시 1주간쯤 계속해 보는 것이 그 요령입니다.

외국의 한 임상사례를 보면 암투병 시 투여량은 1회 80방울을 권하는 경우도 있습니다. 병의 경중에 따라 양을 늘리거나 줄이는 문제는 프로폴리스를 선택한 본인의 의지이며, 많이 투여한다고 해서 부작용이 있거나 악화되는 경우는 없다고 합니다. 이것저것 좋다는 방법을 다 실천해 보고 마지막이라는 심정으로 프로폴리스를 선택했을 경우에는 다량 투여를 권하고, 또 가능하면 공복에 먹는 것이 효과가 크다는 임상사례를 밝힌 잡지가 있습니다.

마시는 기간과 그 횟수는

이것도 그 사람의 증상이나 질병의 종류에 따라 다르기

때문에 한마디로 딱 잘라서 말할 수는 없습니다. 예를 들어 감기증상이라 해도 인플루엔자와 일반 감기는 잠복기간, 발병 원인, 증상, 열이 발생하는 정도 등이 모두 다른 것과 같습니다.

병원체도 인플루엔자의 경우는 후두에 인플루엔자바이러스가 발견되는데 일반 감기는 인플루엔자와는 관계가 없습니다. 따라서 프로폴리스에 항균작용이 있다고 해서 그것을 기대하고 마셔도 프로폴리스로 일반 감기가 치유되는 것은 아닙니다. 만약 감기가 나았다고 한다면 프로폴리스에는 체력회복을 촉진시키는 작용이 있고, 프로폴리스를 마시면 식욕이 생겨 증상이 개선된 것이라고 할 수는 있습니다.

예를 들면 앞에서 말한 것과 같이 마시는 기간은 한마디로 나을 때까지 혹은 증상이 개선될 때까지라고 할 수 있고, 그래서 마시는 횟수도 그 기간과 비례한다고 할 수 있습니다. 하루에 마시는 횟수는 아침과 잠자리에 들기 전의 2회, 또는 낮에까지 마신다면 1일 3회란 사람들이 많은 것 같습니다.

프로폴리스의 경우는 일반적으로 식품으로써의 사용은 인정되고 있기에 흔히 복용이라기보다 마신다라고 표현

하는 것이 옳을 것입니다. 왜냐하면 복용이라면 약이란 뜻이 나타납니다. 그렇게 된다면 의사 또는 약사 등 전문적인 지도가 필요하게 되므로 생산회사의 설명서에도 복용이란 표현을 쓰지 않는 것입니다.

치유되었을 때 곧 중지해도 좋은가

프로폴리스를 마시는 기간에 대한 질문에서 치유될 때까지라고 말했는데, 나았다고 하더라도 곧 중지하지 말고 최소한 1주일 내지 열흘 정도는 계속하면서 프로폴리스 양을 감소해 갑니다. 사람에 따라서는 나았다고 해도 건강유지를 위해 계속해서 마시고 있는 것을 볼 수 있으며, 건강한 사람도 1일 2~3회, 1~2방울 정도 꾸준히 마시는 것이 건강유지에 좋습니다.

건강한 사람이 마시면 어떠한 효과가 나타나는가

건강한 사람이 하루에 두 번, 한 번에 1~2방울을 꾸준히 마시면 건강증진, 질병예방에 효과가 있다고 합니다. 물론 약간 더 증량해도 좋습니다. 프로폴리스를 마신 뒤 나타나는 증상은 호전반응에서도 자세히 설명했지만 건강한 사람의 경우는 어떠한지 설명하겠습니다.

과거에 병으로 많은 약을 먹은 일이 있다든지, 병이 있으나 경미해서 의사에게 가지 않고 약을 먹지 않아도 괜찮은 상태의 사람도 많이 있습니다. 이러한 사람도 건강한 사람들의 범주에 넣을 것인가는 불문하고 현재 전혀 아무런 병상이 없는 사람이 프로폴리스를 마시는 경우는 어떠할까요?

믿을 만하며, 아주 건강한 사람 5명에게 프로폴리스 액상제품 샘플을 주고는 1개월쯤 마시게 했습니다. 그 후 소감을 들었는데, 다섯 사람 모두가 같은 증상을 말하고 있었습니다. 그것을 크게 나누면,

① 몸이 나른하다.

② 대변 양이 많고 대변 색이 거무스레하다.

③ 얼굴에 희적색의 반점이 나타난다(여성의 경우).

대체로 이상 세 가지였습니다.

프로폴리스 연구센터에 문의했더니, 그것들이 바로 프로폴리스를 마셔서 나타나는 좋은 반응이라고 말해주었습니다.

자신은 건강하다고 생각하고 있어도 인간은 생체이기

때문에 어딘가 나쁜 곳이 있기 마련입니다. 특히 우리가 살아가는 지구상의 자연환경이 날로 악화되고, 공기와 물의 오염 등이 심각해지고 있기 때문에 몸의 균형이 약해져 있으리라 짐작할 수 있습니다.

프로폴리스에는 드러나지 않는 우리 몸의 나쁜 부분을 표출시키는 작용이 있는지 모릅니다. 그에 대한 확실한 대답은 할 수 없지만, 건강한 사람도 프로폴리스를 마시기 시작한 후부터 감기에 걸리지 않고 쉬 피로하지도 않으며 몸이 좋아진다는 말을 많이 듣고 있습니다.

상품의 값과 품질에는 문제가 없는가

약의 효과를 값으로 논한다는 것은 문제가 있는 것입니다. 약값이 싸고 비싸다는 것은 다음과 같이 설명할 수도 있습니다. 같은 상품의 감기 약이라도 약국에서 정가로 산 것과 할인판매점과 도매상에서 산 것 중 어느 것을 먹어도 효능은 같지만 가격은 차이가 있는 것입니다. 다만 그 약이 복용하는 사람의 증상과 체질에 맞느냐 맞지 않느냐가 문제이므로 값비싼 감기약을 사서 먹었더니 효과가 없었는데 싼 것을 먹었더니 오히려 치유되었다고 말해도 할 말은 없습니다.

프로폴리스도 마찬가지입니다. 가격은 일반적으로 비싸다고 생각할지 모르지만 그것을 오랫동안 마셔서 병원에서 낫지 않았던 병이 나았다고 하는 체험사례를 듣다 보면 '모든 일은 시간이 해결해 준다' 라는 격언은 일리가 있다고 생각합니다. 환자의 입장에서는 그때까지 많은 시간과 돈을 투자했다고 생각할지 모르지만 그렇게 생각하면 비싼 약이란 가치판단의 기준이 없어지는 것입니다.

프로폴리스의 경우는 가격이 문제가 아니라 그 속에 들어 있는 내용물의 효능성이 문제의 요점이 됩니다. 다시 말하자면 현재 시판되고 있는 액체형 프로폴리스 30그램의 가격이 결정되어 있습니다. 그러나 이 가격이 결정되기까지는 다음과 같은 과정이 형성됩니다.

원액 수입의 산지 값이나 운송비 등이 소비자 가격에 포함되는 것은 물론 그 원액을 어느 정도 묽게 만드느냐의 노동적인 투자도 포함됩니다. 생산자, 중간업자, 판매자, 소비자로 이어지는 과정에서 소비자의 가격이 결정되는 것은 잘 알고 있을 것입니다.

가격도 중요하지만 프로폴리스의 효능을 얻기 위해서는 같은 30그램의 제품이라도 엄밀하게 따져 품질, 용량, 농도 등을 고려해서 제품에 따라 결정해야 합니다. 그러나 제조의 규격이나 기준이 없는 현재로써는 그 질에 대해서 제조회사의 포장에 표시된 사항을 그대로 믿을 수밖에 없습니다.

프로폴리스에 대한 지도나 상담창구는 있는가

프로폴리스는 약용이 아니고 건강보조식품으로 취급되어 국내에서 판매되고 있습니다. 거기에 약효만을 기대하고 구매했을 때 효과가 없다고 해서 실망한다는 것은 어찌 보면 민망한 일입니다.

현실적으로 이 책 속에서도 수많은 체험사례를 소개했고, 질병이나 몸에 좋다는 성분이 프로폴리스에는 많이 함유되어 있다는 사실을 알고 있으므로 식품으로 마셔서 약효를 기대하는 것은 당연한 심리입니다.

같은 꿀벌의 산물임에도 불구하고 로얄제리나 벌꿀은 의약품으로 사용되고 있는데, 프로폴리스는 아직 약용으로써의 공적인 인가는 받지 못하고 있습니다. 때문에 기대되는 약효에 대해서 바른 사용법이나, 호전반응이 나타났을 때의 대응방법에 관한 의문점 등에 대한 정확한 정보를 얻고 싶은 것입니다. 그래서 앞에서 설명한 것들을 참고해서 구입하고 제조, 판매회사에 문의할 수 있도록 선택에 신중을 기해야 한다는 것입니다.

사용설명서에 '사용시 불편한 사항은 직접 상담해 주십시오'라고 표기한 제조회사나 판매회사도 있습니다. 그만큼 제품에 대한 지식이나 연구보고, 임상사례 등이 잘 갖추어져 있다고 보면 됩니다.

현재 국내에서 활발한 움직임을 보이고 있는 프로폴리스 관련 단체들은 심포지엄 등을 개최해 국내 연구결과들을 공유하고, 산학연계를 통해 성분규명에 심혈을 기울이고 있습니다. 또한 다양한 제품개발과 더불어 프로폴리스를 널리 알리는 데도 일익을 담당하고 있습니다.

컵에 묻은 프로폴리스 액을 지우는 방법

프로폴리스 제품의 설명서에 쉽게 마시는 방법으로써 '미지근한 물에 타서' 또는 '뜨거운 물에 타서'라고 써 있는 것이 있습니다. 미지근한 물은 온도의 감각을 알지만 뜨거운 물은 몇 도인지, 그리고 뜨거운 물과 혼합해도 성분변화는 없는 것인지에 대한 상담을 받은 적이 있습니다.

프로폴리스 연구센터에서는 끓은 물은 다르지만 보통 마실 수 있는 정도의 뜨거운 물(50도~60도)이면 성분변화는 없다고 했습니다.

컵에 묻은 프로폴리스 액은 밀랍 성분으로 잘 닦이지 않으나 주방용 중성세제를 사용하여 강한 수세미로 닦으면 잘 지워집니다. 그리고 탈지면에 알콜을 묻혀 닦아도 잘 지워집니다.

젖먹이 아기(1세 미만)에게 먹여도 좋은가

벌꿀에 포함된 여러가지 영양분이 유아에게 좋다고는 하나, 보툴리너스균이 검출됨에 따라 신중하게 먹일 것을 당부하고 있습니다.

그러나 일본의 자료에 의하면 프로폴리스는 모유를 수유하는 영아의 경우, 엄마가 복용하는 것이 좋고, 3개월 후부터는 아주 적은 양을 먹이고 있습니다.

프로폴리스의 체험사례를 보면 유아의 땀띠와 아토피성 피부염에 액을 묽게 해서 바르고, 먹이면 효과가 빠르다는 예가 많습니다. 아기의 부드러운 피부에는 원액을 그대로 사용하지 말고 반드시 묽게 타서 사용해야 합니다.

그리고 어린이(여기서는 유아 외의 어린이)의 복용량은 어른의 절반정도가 적당하다고 합니다.

프로폴리스는 다른 요법과 병용해도 좋은가

결론부터 말하면 문제가 없습니다. 오히려 병용해서 더욱 효과가 있었다는 사례를 많이 들었습니다. 앞에서 소개한 한방치료도 그 하나입니다. 또 침구치료를 병용하니까 호전반응이 가벼워졌다는 예도 있습니다.

경혈요법도 효과가 있고 물론 한약과의 병용은 앞에서도 몇 번이나 강조했듯이 신체적 내 · 외에 아무 상관도 없습니다. 다른 민간약이나 식사요법이 좋은 것과 같이 프로폴리스는 다른 치료법을 돕는 역할을 할지언정 해는 결코 주지 않습니다. 다만 좋다는 치료법으로 2~3주간 계속해 보고 호전반응이 나타나지 않을 때는 프로폴리스를 잠시 중지하는 것도 좋습니다. 이것은 프로폴리스의 경우는 한방약보다도 빠른 효과가 나타나는 경우가 많기 때문입니다.

다른 요법과의 병용에 대한 한 사례를 소개하겠습니다. 일본의 한 암환자는 암치료를 위한 방사선치료와 진통제

등의 알약을 다량 복용하고 있었습니다. 그런데 프로폴리스를 병용하니 더욱 효과가 좋아졌다고 합니다. 프로폴리스는 다른 약과의 부작용보다 그 치료를 돕는 작용이 강함을 나타내는 예라고 할 수 있습니다. 신이 내린 기적의 천연 항생제인 프로폴리스임을 다시 한번 상기한다면 틀림없이 병용에 대한 자신감이 생길 것입니다.

차에 넣어 마셔도 좋은가

일부 환자 중에는 진료가 끝나면 차에 프로폴리스를 넣어 마셔도 괜찮으냐고 묻는 사람이 있습니다. 차는 약 이상의 성분을 지닌 자연음료라고 개인적으로 생각합니다. 중국에서는 옛날부터 차를 '불사의 영약'이라 해서 많은 사람들이 즐겨 마시고 있으며, 차 성분의 하나인 카페인에는 이뇨작용과 피로회복에도 도움을 주는 약리작용이 있기 때문입니다. 차에는 몸에 필요한 비타민 C의 주 요소가 많이 있습니다. 실은 차의 노란색소는 프로폴리스 주성분 중의 하나인 플라보노이드이며, 비타민 P와 같은 작용을 하는 것입니다.

평소 차는 차로서 맛과 향기를 즐기면서 마시고 있지만

(차에 함유된 약리작용도 기대하면서) 프로폴리스를 접한 이후에는 그 약리작용과의 상승효과를 은근히 기대하게 되었습니다. 차에도 프로폴리스와 같이 이뇨, 피로회복 외에 혈관벽을 강화시키는 작용이 있고 차에 함유되어 있는 '켄텍'이란 탄닌에 살균력이 있습니다.

따라서 프로폴리스는 가끔 차에 넣어서 마십니다. 다만 차는 미지근하게 마시고 너무 뜨거우면 켄텍이 용해되어 수렴제(혈관을 수축시킨다든지 체액분비를 억제하는 작용)로서의 작용이 강하여 위액분비를 방해하고 위장에도 나쁘며 소화불량을 초래하기 때문입니다. 프로폴리스를 차와 섞으면 차의 향기와 맛을 즐기는 것보다는 프로폴리스와의 상승작용을 고려해서 몸을 위해 마신다고 할 수밖에 없습니다. 다만 차에 넣을 때는 한 방울 정도면 됩니다. 너무 많이 넣으면 중추신경에 대해서 흥분과 억제란 상반작용이 동시에 작용해서 오히려 역효과가 되기 쉽기 때문입니다.

한방약 외 양약과 병용해도 좋은가

어떤 사람으로부터 약을 차와 마셔도 좋으냐고 질문을 받았습니다. 차의 경우는 여러 가지 종류가 있기 때문에 그 종류의 이야기로 가끔 꽃을 피울 때도 있습니다.

체력이 떨어진 사람에게는 안심하고 사용할 수 있는 것이 바로 엽차입니다. 녹차와 홍차도 몸을 차게 하는 작용이 적기 때문에 그런 대로 마셔도 좋습니다. 예를 들어 두통약이나 감기약을 차와 마시면 차 속의 카페인이 첨가돼 더욱 효과가 있다고 하는데, 한방약에서도 감기나 두통에는 천궁차조산이란 것이 있어서 처음에는 차로 마시게 한 것입니다. 그 중에는 카페인이 들어간 약도 있어 그런 경우는 카페인 작용이 너무 강하기 때문에 그냥 물로 마시게 하는 것이 좋습니다.

위장약도 그 속에 차의 탄닌성분과 결합하기 쉬운 알루미겔이나 마그네슘 등의 금속염이 함유된 것도 있어서 그러한 약도 피하는 것이 좋습니다.

솔직하게 말하면 차와 약과의 상호작용은 아직 모르는 부분이 많지만 비타민제, 영양제 같이 병원에서 주는 약은 차와 함께 먹으려면 한 시간쯤 사이를 두고 마시는 것이 좋습니다.

차와 함께 마시지 말라고 지시하는 것은 반드시 지켜야 하며, 철 성분이 탄닌과 결합해서 흡수되지 않는다고 하는데 이것도 전후 한 시간쯤 사이를 두면 문제가 없습니다.

프로폴리스는 차와 함께 마셔도 상관없지만 차 본래의 맛과 향기는 변합니다. 앞의 설명에서 병원에서 주는 물약의 성분과 프로폴리스의 항균, 항염증작용이나 효소활성에 미치는 작용 등 여러 가지 성분이 조화를 이루지 못해서 어느 쪽인가의 약효가 강화된다든지 역으로 효과가 약화되는 경우도 있을지 모르기 때문에 함께 마시지 않는 것이 좋겠습니다. 다만 앞에서도 지적했듯이 시간의 간격을 두고 복용하는 것은 문제가 없습니다.

프로폴리스의 보존기간이나 보존방법

보존기간이나 보존방법은 약효와 관계가 있기 때문에 중요한 질문입니다. 일반적으로 감기 약이나 비타민제 등의 정제는 직사광선을 받지 않는 시원한 곳에 보관해 두면 오래 갑니다.

약은 대체로 1년 내에 사용할 수 있는 양을 비치하는 것이 좋습니다. 프로폴리스의 경우는 약효가 있다는 것은 알고있어도 취급상 식품으로 되어 있으므로 역시 1년 이내에 모두 사용하는 것이 좋겠습니다.

프로폴리스 제품회사의 말에 의하면 보존기간과 효과관

계(제조회사에서는 약효란 말은 약사법상 문제로 강조하지 않음)에 대해서 자세한 자료가 없다고 전제하고 1년 이상 보존해도 품질에는 하등의 문제가 없다고 합니다.

그러나 액상에는 섬유질을 함유하고 있기 때문에 어느 정도의 침전물이 병 밑바닥에 가라앉으므로 사용시 잘 흔들어서 쓰면 되고, 품질이 확실한 프로폴리스제품이라면 문제가 없다고 합니다.

일반적으로 주의할 사항은 사용 후에는 반드시 뚜껑을 닫아야 하며, 직사광선은 피하고 습기가 없는 시원한 곳에 잘 보관하도록 해야 합니다.

우리가 생활하고 있는 지구상의 자연환경이 날로 악화되고, 공기와 물의 오염이 심각해지고 있기 때문에 인체의 균형이 깨어지고 있습니다. 자신은 건강하다고 생각하고 있으나 환경오염이 심각하여, 생체인 우리 몸도 어딘가 나쁜 곳이 있기 마련입니다. 몸의 균형유지, 건강을 증진시키는 데는 프로폴리스의 활성화작용을 기대해 볼만 합니다.